沒廚房・零廚藝・易胖體質
減脂求生記

―― 私人教練Ola ――
單身小套房裡的完美健康餐桌

8年無廚房料理經驗，輕鬆做出80道健康減脂美味料理！

Ola喬 著

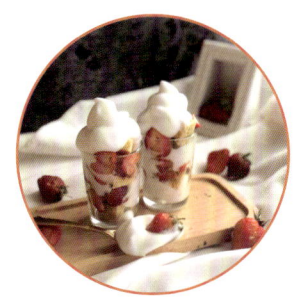 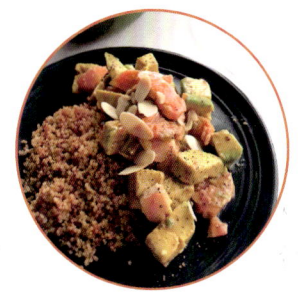 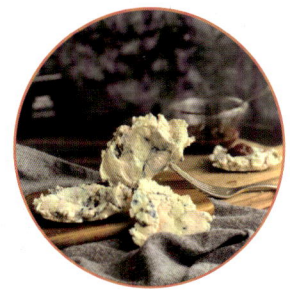

Author's Preface

不只天然胖，不正確的飲食習慣讓體脂達巔峰

根據家人描述，嬰兒時我就是米其林寶寶，洗個澡都還要把肉層層撥開，證明了我真的是渾然天成的肉肉身材，接著從小家裡課業逼得緊，我所有的壓力都會發洩在飲食上，這時期就開始有偶發的暴食症，加上被診斷出心臟二三尖瓣膜脫垂，媽媽下達了不能劇烈運動指令，所以上下課幾乎都久坐寫參考書，我的易胖體質的人生從小學就悲劇性展開。

小學開始因為課業長時間缺乏運動，儘管有運動類型的才藝班，但因久坐造成新陳代謝不良、身體水腫、下身骨盆肌肉僵硬、筋膜僵硬、下盤肥粗大的問題一直困擾我到高中，學生時期的我除了常生病，也常被親戚嘲諷，很羨慕身材纖細的女同學和日雜上模特兒的身型，心態很自卑，所以高中就開始偷嘗試偏激的節食方法，甚至把餐費省下去買來路不明減肥藥（十幾年前的減肥藥是很可怕的），加上升學壓力大，身心狀況也每況愈下。

所幸心臟二三尖瓣膜脫垂問題，成人之後自然減輕，大學時期為了繼續追求纖細，因此看到部落客分享用踏步機成功瘦身，我也跟著買了台踏步機，在三坪大的小房間裡天天死命踩，雖達到有氧效果，但身形依然沒有明顯進步，只有越來越粗壯的雙腿……

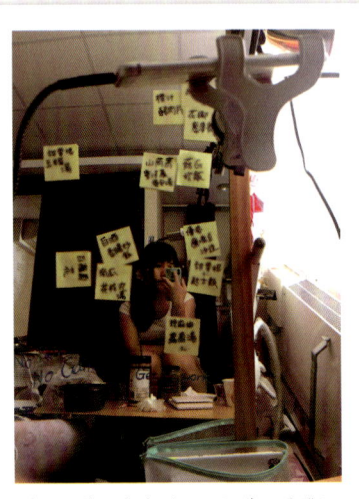

蹲地切菜研究食譜，上方備用手機紀錄過程，為了紀錄注意細節方便讀者操作。手上 Iphone X 擔任拍攝本書所有照片的重責大任。

大三時出國當交換學生（行李箱裡還打包一大桶中醫減肥藥出國），開始了我 10 年外宿自煮人生，留學初期幸運的愛上了歐美風「原型食物」飲食習慣，再搭配跑步，很快瘦就了 3～4 公斤，不過儘管大量有氧也只吃原型蔬食，卻因為遊子在外的壓力，有一天暴食了美式高熱量食物，一發不可收拾後，我面臨超嚴重的體重反彈，從剛出國瘦下的 3 公斤，又快速的暴肥了 7 公斤，那時體脂肪更是達到人生巔峰的 32%……

錯誤觀念導致迴圈不斷的冤枉路

回台灣之後，雖然又靠大量有氧和節食減掉在美國暴肥的體重，但仍因為亞洲身形審美觀受打擊，羨慕多年前流行的竹竿型少女漫畫身材，極度唾棄自己身材，我再度偏激的攝取過低總熱量與營養素，一天只吃 1～2 餐，或完全不吃澱粉，甚至也試過「三餐只吃沙拉」、「三天只喝蜂蜜水斷食」、「一天總攝取熱量不到 700 卡」、「只

吃水煮菜＋肉」或像藜麥剛流行就三餐只吃調味藜麥等離譜飲食法，只差沒試催吐，然後拼命戶外跑步、死命踩踏步機，或在健身房只用滑步機，又或是一天連上 3 小時舞蹈課，全身肌肉重量掉了，身形漸瘦了，但依然是個比例上腿超粗的典型泡芙人，健康檢查體脂仍高於 29% 左右上下，身材沒有曲線，這時的挫敗感，已經大到想把自己送進一台碎肉機，就不用面對這些辛苦反覆的惡性循環，如此厭惡自己的程度絕不誇張。

健康飲食過分上癮失去健康，生活也受影響

因為肌肉量大減，基礎代謝率也大幅減少，加上當時從事長時間久坐的廣告設計工作，而且每天逼迫自己做激烈有氧，失眠症狀也隨之而生，身體狀況又跟讀書時代同樣糟糕，氣色超級差，礙於一個人要承擔房租壓力也完全沒有預算請健身教練，並照本宣科的執行各個部落格主們的瘦身偏方，同時也放任心理上長時間承受偏激飲食的壓力，但因為想追求扁瘦身材，甚至願意犧牲日漸消風的胸部，失去理智的忽略身心出發的警訊，持續無數次瘦下又復胖的可怕溜溜球效應及不斷發生暴食的飲食障礙中。每發生暴食，就感到無限罪惡，開始對於「吃」變成恐懼和斤斤計較，已經到了「健康飲食過分上癮」的症狀，患了滴油不沾還有不吃醣的迷思，和朋友聚餐甚至被說：「甘脆出家當尼姑算了」玩笑話，社交生活大受影響，對於一枚吃貨來說，過得非常不快樂。

一份健檢報告的當頭棒喝

我以為天生胖女生就必需這麼認命地活著，直到三年多前有一天，拿到全身健康檢查報告，再次承受最重度打擊！也是最難忘懷的挫敗，無法接受那麼努力的我，為什麼健檢報告上幾乎每一頁都有紅字出現？！那時對於「運動＆飲控」幾乎信心全毀…

「健檢紅字事件」讓我好幾個月自我放棄…但沒忘記那個「不向命運低頭的 Ola」，我下定決心好好審視自己的運動方式，剛好那時遇到健身知識強大的前輩，開始大幅矯正運動和學科知識的學習，為我重訓之路打下深厚基礎，初期除了身體因為不斷練習，經歷漫長的神經適應期，而跑步多年自認是個運動底子，但在發現肌力不足且感受度差時，面臨自尊心調適問題。而「那些年，瘋狂踩的踏步機」讓我發現雙腿有筋膜異常，也發現劇烈游泳造成我肩峰嚴重夾擊（到現在仍好不了），以上種種殘酷現實都在初學健身時排山倒海而來，但我選擇付出耐心，一邊練習全身感受度一邊調整心態，慢慢就發現全身控制力大大提升，身體結構漸漸練回平衡，有氧運動表現明顯加成，身心也漸漸有了正向回饋，接受了那個過去運動選擇錯誤的自己，完全投入運動的喜悅之中，內心踏實的程度根本無法言喻，在這個階段的我，也學到「要先冷靜接受那個不完美的自己，才有機會享受進步帶來的成就感」，而不是只求「結果論」不斷反覆自虐，越是讓身心失衡不開心，它就會

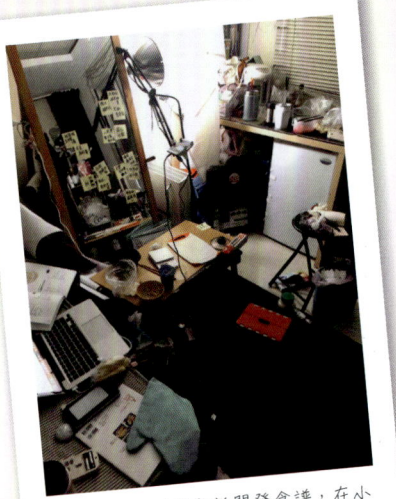

寫書期間為了研究新開發食譜,在小套房臨時搭建的小工作區(電腦桌變地上切菜台)。

有更大的反彈讓你無法堅持下去!

從平面設計師,變成川字肌教練

後來我毅然決然辭去設計師正職工作,決定以SOHO兼職設計師維生,同時開始當起以「矯正性運動教學」為主的自由教練,這時很堅定的是:「我一定要幫助那些還在溜溜球效應深淵裡爭扎的廣大女性們!」而同時也開始在社群媒體,分享我的飲食紀錄。

在教課過程中,仍聘請更專業的重訓教練為我上課,因為有長期運動習慣的我,肌肉感受度高,搭配健身學科知識,還有堅持練習,重訓之路我學得非常快。身材曲線也大幅度成長,這時的我雖然沒有以前所追求的少女漫畫身材,但開始懂得接受自己,欣賞付出汗水才練成的歐美曲線、耐心練成川字肌和緊實美臀後的成就感。更重要的是因為重訓肌肉量提高,在飲食上再也不需像過往那樣的病態自虐節食,但體脂還能降到21%水平,享受少量多餐又均衡的營養,跟過往錯誤飲控和錯誤訓練方式的生活對比,終於找回了身心自主權,懂得什麼是「愛自己」,這個階段的我也明白自己的價值,不是別人可以隨便去定義,只有那過程揮灑過多少汗水的自己才懂。

我常常感嘆如果能提早接觸重訓和正確飲食觀念,明白什麼是「好好和身體相處」,就不需要經歷快十年的惡性循環,身體素質也不會因此毀壞到要花更多時間金錢來彌補,但如果不是這些經歷,可能也不會啟發我想當教練幫助更多人。與其感嘆錯誤的曾經,不如將其化為助人的動力「因為真的辛苦過,所以一定更能感同身受」,所以後來進入了俱樂部做正職教練,希望不僅只是重訓教學,還要帶給學生心理上的正向影響力,幫助學生維持長期訓練的動力。

網路上分享食譜,找到更多助人動力

雖然走了很多冤枉路,但唯一慶幸的是這八年外宿期間,我很堅持使用身邊唯一烹調工具——微波爐,實驗出各式健康料理,也因為是個吃貨底,實驗料理不斷在美味和健康之間尋求平衡,也精通了微波料理技法,並利用工作閒餘,偶爾在社群媒體分享我的微波健康餐點。

在社群軟體分享的初衷,原本只是單純分享沒廚房的健康料理,並不斷依照所學的營養知新,調整分享內容,並發揮設計師底子,在擺盤與拍攝多用心,我以為會是一個祕密紀

錄小天地，卻開始吸引到流量，甚至有學生族群私訊我詢問料理 Q&A，讓我漸漸發現自己有幫助他人解決問題的能力，後來因為教練工作太忙，帳號粉絲數也不高，原本差點要把帳號關掉的我，看著私訊匣裡幾個粉絲的訊息，我告訴自己粉絲數和流量不是重點，真正重點是我會有機會幫助外宿族，哪怕只有少數粉絲受惠我也超願意！這讓我回想到過去多渴望有人也能拉我一把的感受。

希望此書讓更多人找回自信和正確瘦觀念

　　剛好就在這時奇妙的機緣，收到野人出版社的著書邀請，讓我有機會幫助更多人，所以繼續在 IG 分享食譜同時，一方面設計本書的料理讓書豐富又有變化，營養更均衡，攝影佈景再提升，這樣做的目的絕不僅是自我滿足，而是真心希望備餐困難的外宿族能獲得信心；被減脂困擾的讀者，從我的故事得到正能量，吸收正確的觀念和營養知識，並懂得與身體和平相處。在減脂之路找到身心平衡之法和拿回身體自主權！或透過我設計的食譜不只是「照著做」，更能得到靈感啟發，發展出適合自己的飲食控制方式（PS：偷偷透露在我投資大量時間研究健身時，因為是單身狀態，所以個人時間非常多，看到這裡，如果妳是單身的女孩，是否該慶幸一下下呢）。

　　也希望跟著書裡食譜步驟，讀者能一起在無廚房料理中找到成就感，累積出屬於自己的擺盤作品，就像是賦予無廚房生活一種儀式感，體會減脂之路不是讓身心更狼狽，是可以讓生活更有質感的一件事，並從中找到樂趣（或多或少也能幫助轉移暴食注意力），在書裡和我一起找到「吃得快樂」的方式，並將健康減脂之路真正持之以恆，是我最期許的事。

※我能理解，並不是所有外宿小資族都有微波爐，可是我相信只要您願意花一點時間，整理出房間裡的一小角空間，投資一台全新或二手的微波爐，回饋給自己的健康生活是再多金錢也買不到的。

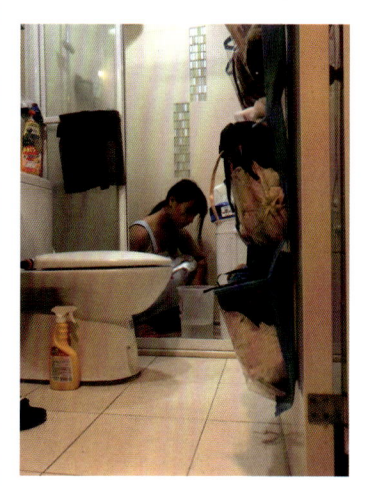

沒流理台，書桌切菜．廁所洗菜。

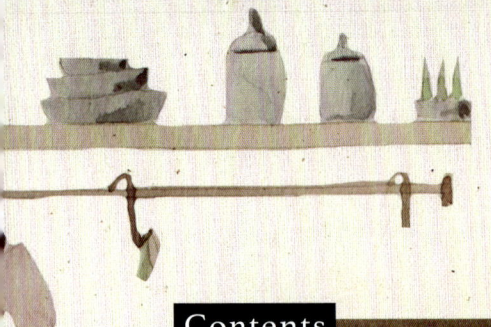
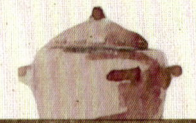

Contents

作者序…P.002

10分鐘入門：健康飲食概念…10

- 身體日常所需三大營養素。
- 基礎代謝率和TDEE是什麼？什麼是熱量赤字？如何計算自己的基礎代謝率和TDEE？一定要精算嗎？
- 為什麼吃少不代表能健康瘦（泡芙人怎麼來）？
- 減脂者和增肌者熱量攝取上的差異，什麼是熱量盈餘？
- 吃什麼油？該怎麼吃？
- 為什麼計算的是淨碳，不是總碳水？差別在哪？
- 為什麼本書餐點幾乎是無麩質？減醣？
- 碳循環該如何計畫？如何利用本書內容訂製出屬於自己的碳循環菜單？
- 使用本書變得更靈活有效率的祕訣

5分鐘速懂：食材選擇及採購指南…024

- 傳統市場購買小撇步（可以更少量購買）
- 超市購買小撇步（一般超市和進口超市可挖寶食材）
- 只要六種器皿就能完成本書料理，小資族和學生也能負擔
- 本書最常出現食材與選用理由
- 利樂包超強運用術（不用花錢買器皿）

減脂飲食工具包…032

- 我的卡路里計算app和google計算法（兩者交叉比對，把錯誤降到最低）
- 外食也很適合拳頭計算份量法。
- 超商食物營養標示表要如何看。
- 督促自己維持體態的幾個實用小技巧

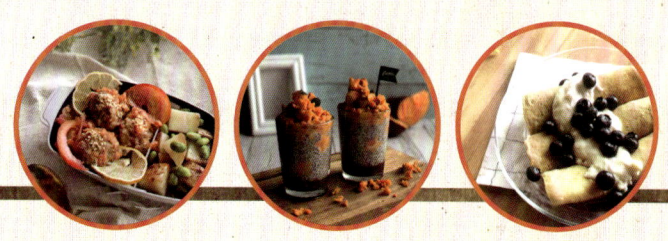

擺盤拍照小講堂 …038
- 餐具選購小指南
- 整體拍攝技巧
- 格線的交叉點上
- 對角線
- 對稱性
- 擅用各種小道具
- 餐盤裡的構圖與配色

勵志小語

打破傳統「只能加熱」迷思，蒸煮烤炸口感通通能做出，難不倒！

來做菜吧！ 10分鐘搞定午餐（搭配燜燒罐湯）
香橙肉片＋鷹嘴豆番茄濃湯＋玉米筍藜麥飯 …048
白酒香腸炒飯＋花枝丸南瓜湯 …050
莎莎醬優格雞肉捲＋甜菜根蔬菜湯 …052
香菇雞炊飯＋山筒蒿蛋包湯 …054
甜菜根白酒起司燉飯＋優格鷹嘴豆素雞沙拉＋素雞高麗菜黑豆漿湯 …056
糖醋花枝丸＋辣麻油蘿蔔湯 …058

來做菜吧！ 30分鐘料理2份午餐便當
薑燒豬肉便當 …062
奶醬雞肉燉飯（無乳糖）…064
番茄燉高蛋白豬肉丸 …066
韓式辣炒偽年糕＋減醣烤糙米飯糰 …068
剝皮辣椒起司雞肉捲＋櫛瓜麵 …070
低卡獅子頭 …072
檸檬油辮子雞胸肉＋奇亞籽手工拌麵 …074
利樂包味噌豬握便當 …076

來做菜吧！
30分鐘內一邊做運動，完成減醣高蛋白晚餐

減醣肉圓＋黃金泡菜番茄泥…080
酪梨大阪燒…082
皮蛋莎莎醬鯛魚餅＋醬燒筍乾…084
免油炸可樂餅＋低卡美乃滋白蘿蔔麵…086
低醣日式芋餅＋無醣沾麵…088
快速超低醣中華炒麵…090
低卡串燒…092
蕎麥菠菜涼麵＋香醋鷹嘴豆沙拉…094
孜然烤金針菇片＋無醣薑黃螺肉蛋炒飯＋燉蘿蔔…096

來做菜吧！ 完全超商食材快速料理

人參雞炒冬粉＋玄米茶香雞胸…100
土豆茶碗蒸燉飯＋烤麵筋手捲…102
高麗菜包改造成偽炸雞＋滷蛋白脆丁溫沙拉…104

來做菜吧！ 周末早午餐時光

酪梨鮭魚藜麥溫沙拉…108
三分鐘低醣早餐蛋餅…110
自製低GI高蛋白麵…112
超低醣高蛋白捲餅皮…114
泡菜豬肉捲餅＋鷹嘴豆沙拉…116
無花果雞胸＋酪梨優格地瓜…118
無澱粉鷹嘴豆墨西哥烤餅＋白酒秀珍菇…120
巴薩米克醋炒低醣麵疙瘩＋迷迭香炒蛋…122
麻婆豆腐小金磚＋造型蔬菜串…124
苦茶油高蛋白麵疙瘩＋味噌燉蘿蔔＋醬燒茄子…126
明太子麵疙瘩＋酪梨鮪魚菠菜蛋…128
無麩質低GI三杯雞塔…130

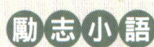

儘管外宿環境再怎麼不友善，我們也能透過微波爐烹飪，感受它像神奇魔法箱的療癒力。

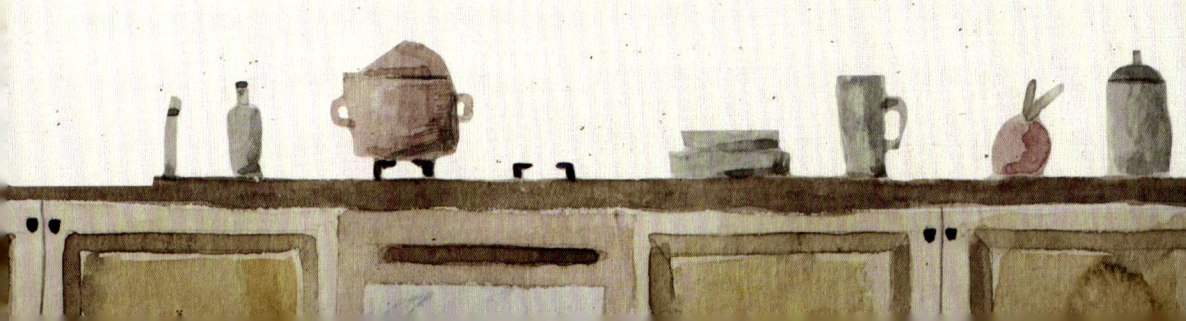

來做菜吧！ 高蛋白／低醣甜點
（健身專屬午茶時光、可隨身攜帶的小零食）

鷹嘴豆奶油…134
低卡低脂青葡萄偽奶油果凍杯…136
無麩質無油芋泥小蛋堡…138
無碳水糖葫蘆…140
高蛋白點心麵…141
藍莓奶凍蛋捲…142
地瓜奇芽籽椰奶凍…144
低碳水高蛋白吐司…145
低碳高蛋白法式吐司…146
奇亞籽高蛋白消化餅＋酪梨花生醬…148
蝶豆花椰子餅…150
草莓奶油蛋糕杯…151
珍珠奶茶鬆餅…152
無麵粉無奶無油抹茶蛋糕…154

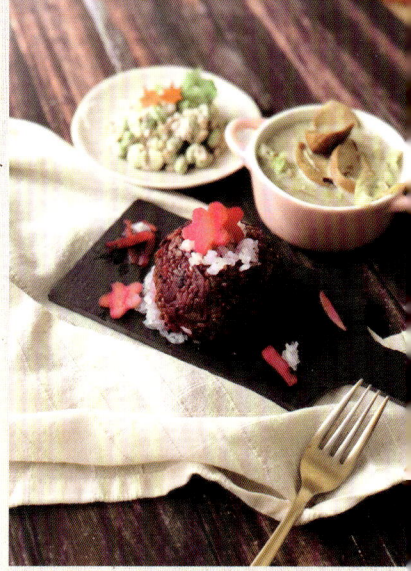

來做菜吧！ 一週早餐篇

早餐—玉米篇（同場加映解饞甜點：高蛋白布朗尼）…158
早餐—白花椰菜篇（同場加映解饞甜點：高蛋白芋香餅）…160
早餐—地瓜篇（同場加映解饞甜點：抹茶寒天凍）…162
早餐—馬鈴薯篇（同場加映解饞甜點：蜂蜜蒟蒻球）…164

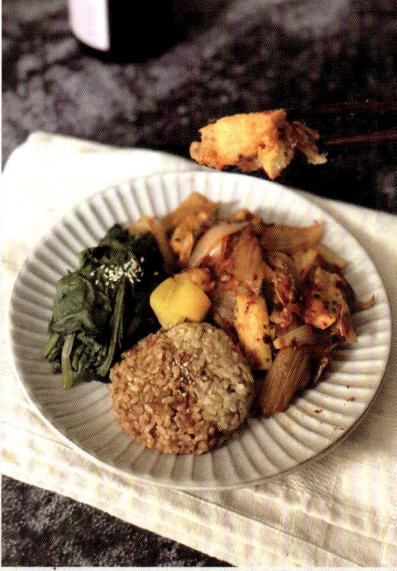

你一定要知道的微波爐使用細則

微波參考時間表…168
微波爐使用注意事項（極度重要）…169

居家運動小講堂

運動設計1｜3分鐘全身伸展操（彈震式伸展）…172
運動設計2｜3分鐘上肢核心操（使用彈力帶輔助）…176
運動設計3｜3分鐘美背操（使用彈力帶輔助）…178
運動設計4｜6分鐘間歇運動…180
運動設計5｜10分鐘全身肌力運動…183
運動設計6｜3分鐘美臀運動…187

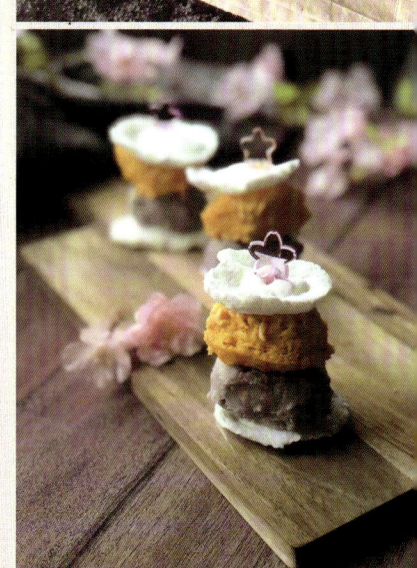

Set meal

10 分鐘入門

 # 健康飲食概念

- 身體日常所需三大營養素。
- 基礎代謝率和 TDEE 是什麼？什麼是熱量赤字？如何計算自己的基礎代謝率和 TDEE？一定要精算嗎？
- 為什麼吃少不代表能健康瘦（泡芙人怎麼來）。
- 吃什麼油？該怎麼吃？
- 減脂者和增肌者熱量攝取上的差異。
- 碳循環該如何計畫？如何利用本書內容訂製出屬於自己的碳循環菜單？
- 為什麼計算的是淨碳？不是總碳水？差別在哪？
- 為什麼本書餐點幾乎是無麩質？減醣？

身體日常所需三大營養素

　　除了像維生素和礦物質等微量營養素，維持我們身體機能最重要的三大營養素有碳水化合物（醣類）、脂肪、蛋白質。而營養素對減脂的功效和作用如下表所示：

醣類	● 攝取醣類後，經消化道分解成血液中葡萄糖，提供養分、維持血糖和熱量，是維持身體運作的重要能量來源之一。 ● 我們日常活動消耗和健身運動時，醣類也能幫助降低運動疲勞，是不可缺的能量來源。 ● 醣類也是幫助身體在有氧系統時燃燒脂肪，是重要營養素之一，不建議過分限制飲食中含醣量。
脂肪	● 攝入量會影響體內賀爾蒙分泌，若過分限制會有可能生理期紊亂。 ● 促使身體細胞膜功能健全、保護內臟。 ● 一部分參與人體的能量供應，會影響脂溶性維生素的吸收。 ● 攝取過少也很容易下一餐前又進入飢餓狀態（所以不建議吃水煮餐）。
蛋白質	● 修復身體組織必需材料，沒有足夠的攝入量，會導致讓肌肉量流失，也會影響運動表現幫助增加肌肉質量。 ● 人體抗體組成有一部分就是蛋白質，攝取優質蛋白質可以增加身體免疫力。 ● 能幫助維持更久的飽足感。

基礎代謝率 BMR 和 TDEE 是什麼？什麼是熱量赤字？如何計算自己的基礎代謝率和 TDEE ？

　　「基礎代謝率（BMR）」是身體要維持基本運作，在休息狀態時也是會自然消耗掉的熱量，也會因個人的體重、年齡、肌肉量等而不同。但一定要有的觀念是肌肉量越高，基礎代謝率相對一定越高！

總熱量消耗 TDEE ＝基礎代謝 BMR ＋運動消耗＋產熱消耗

產熱消耗就是身體要消化食物時所消耗掉的熱量

「TDEE」是指人每天日常行動所消耗的總熱量，多寡也會依每個人身高、體重、肌肉量、活動量都不同而有差異，目前網路有很多可依照你的活動量去計算 TDEE 的工具。

每日攝取的總熱量，再扣除 TDEE 的數值，即是你的「熱量赤字」。要減脂的關鍵，是需要創造累積的熱量赤字；也就是說要讓消耗大於攝取，較能達到減脂的效果。

但說到熱量赤字的創造，有常見兩種狀況出現（如圖表所示），不論是否有運動量搭配，一天攝取總熱量過分低於自身基礎代謝率，全身肌肉會很容易第一時間成為犧牲品，但肌肉等於是「可燃燒脂肪的寶貴發電機」，接著能被減去的脂肪更少，復胖速度必然加倍，所以不能無限降低熱量攝取，上述兩種錯誤也是形成泡芙人的常見狀況，在下一篇將有更多詳述。

熱量赤字常見錯誤

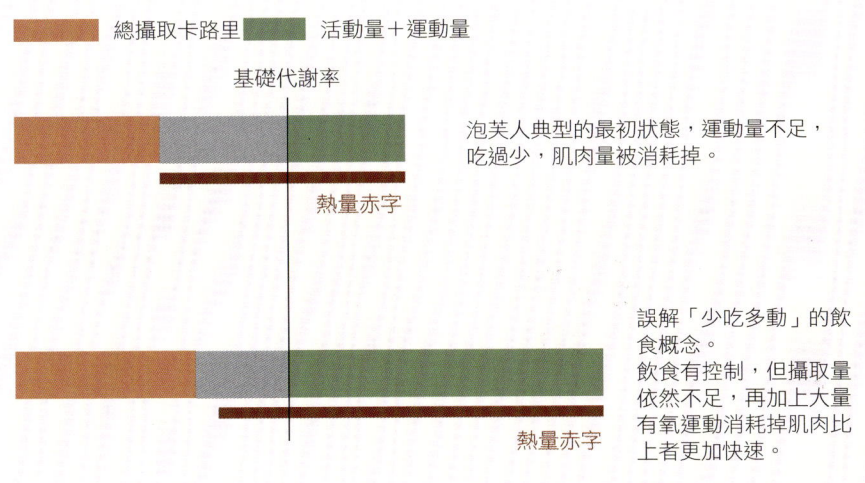

雖然上面提到了 TDEE、熱量赤字的概念，但我一定先就此打住先強烈呼籲「不要被數字綁架」！

千萬別被數字綁架，即使是設定合理熱量赤字，並每天嚴格控管，但如果許多內外在因素干擾，例如睡眠不足、不良作息而出現荷爾蒙失調、身心壓力過大、環境因素、還有殘酷的天生基因等等，即使精算也會造成增肌減脂效果不如預期。

看到這裡可能妳也會有點灰心，好不容易下定決心，似乎有個科學化數據能認

真嘗試……別灰心,接下來我會說明多種情況做解釋,請有耐心讀完,絕對會有長期受用的收穫,並不是說就甘脆不計算熱量,計算的好處是有一個標準值可循,意思是可以有一個做為初期觀察是否適合自己的「參考工具」,比如說依照計算出 TDEE,再經過幾周或是幾個月執行後——

- 是不是有更接近理想設定的身體組成。
- 是否受限於 TDEE 仍經常感到飢餓或過飽。
- 執行期間是否常壓力大到想放棄。
- 是否已為生活上帶來更多不便等等。

如果上述情形有超過 1～2 項,非常有可能代表要調整 TDEE 的高低、生活作息、飲食營養內容、心態調適、了解家庭遺傳因素等。

著重在吃的內容,而不是吃了多少熱量

但我會建議初期要精算的最重要原因是「透過精算了解食物的營養組成」,這也是為什麼我堅持要在食譜上標註三大營養素含量的來源,並不是要助長大家跟食物間的怨懟連結,而是「吃下了什麼」比起「吃下多少卡」來得太重要,最常見的錯誤現象,就是只精算卡路里,忽略營養重要性,比方說現在仍有非常多人會以為玉

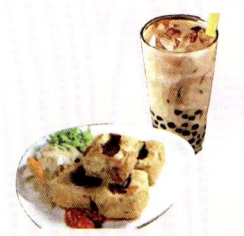
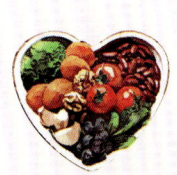

1800卡的夜市小吃和1800卡的原型食物餐點哪一份攝入後對增肌或減脂較有幫助?必然是營養均衡的後者。

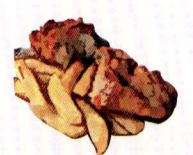
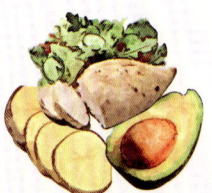

700卡的炸雞和薯片和700卡的薯塊、雞胸、酪梨、堅果成分組成非常相近,但其實兩者對身體後續隱性的影響大不相同。

米是蔬菜類,大量吃下碳水化合物又可能缺乏蛋白質,達不到體態目標。再打個比方說一天吃下 1800 卡的高熱量夜市小吃,和一天吃下 1800 卡原型食物餐點的兩個測試者做比較,哪一位的增肌減脂效果會比較好?必然是營養均衡的後者,我在社群媒體分享食譜時,也常收到留言回饋是:「怎麼看起來不多,熱量卻好高?」或「這份餐熱量低食譜看起來也太豐富了吧?」,這些都是源自於對食物本身營養

組成不夠了解，我們都知道長時間不喝水，身體會缺水代謝差不健康，但除了水⋯怎麼不去在乎其他營養素吃了對身體的後續影響？更何況是想要從裡到外要讓身體重組（增肌減脂是個身體重組的過程）？這也是為什麼現今很多人在提倡「吃原型食物」觀念，除了是少去加工調料的負擔，原型食物組成簡單明瞭，能幫助自己更清楚知道吃下的成分有哪些？一塊 200 卡的蛋糕和 200 卡的雞胸肉，哪一個的減脂成效好？與其只專注在熱量數字，更需懂的是：

均衡的營養素吸收，並在乎吃的食物內容，因為每一種食物都含有不同宏量與微量營養素，長期吃太過單一食材，身體系統也會太過適應，訓練過後身體沒有變化，均衡吸收才能提升增肌減脂的成效，這是大多數只精算熱量族群最常忽略的。

期許本書的讀者們，也能夠藉由跟著書上食譜步驟親手料理的同時，一邊練習認識食物內容，了解自己吃下了什麼，放下糾結於總熱量數字的迷思。

單一食物不會立即增加體脂肪

說到對食物的認識，也常引發不少人過度緊張，比如我很常聽到「教練，吃 xx 會不會變胖？」，並不是單一食物就能讓妳的身體一夕之間長出脂肪，也不是食物一下肚，身體組成就馬上改變，我們人體是很精密的系統，並不會像吃了機油立馬就產生變化的變形金剛⋯說到這又要回到上述的 TDEE 和熱量赤字，假設吃了一塊麥克雞，當天的熱量赤字就馬上 bye 了嗎？除非是吃了麥克雞之前，已經吃下很多食物又活動量低，才有可能被身體視為多餘熱量而儲存下來，漸漸轉化成脂肪，這過程都是長時間累積下來的，而不是短時間的，人體脂肪如果那麼好長，那也不會有為了長不胖而困擾的族群。「沒有不能吃的東西，只要懂得替換和控制份量」。

換句話說，如果偶爾少量攝入喜愛的甜點和高熱量零食，且持續創造每日或每週熱量赤字，是不必過於擔心隔幾日馬上增加脂肪。需注意長期累積對於某些特定食物的恐慌，也會造成一夕的暴飲暴食。

過度被熱量數字綁架不是長遠之計

另外當你吃到了 TDEE 妳還覺得餓的可能性，並不是沒有，或甚至還沒吃到 TDEE 就已飽到快無力消化，乖乖執行熱量赤字卻反而長了更多脂肪。以上狀況是真的會發生，因為我們身體狀態每天都不一樣，身體系統是個「活體」無時都在變化，又如最一開始說的，太多內外在因素會干擾增肌減脂效果，這些因素是網路很多 TDEE 計算器也無法死板板精算，只有妳耐心紀錄下來並觀察，再不斷調整才行。

目前最準確測試基礎代謝率的方法是「間接測熱法」，是需經過一台超龐大的精

太執著於精算 TDEE 的 3 種可能狀態

不如預期總失望

內外在因素的干擾，例如：不良生活作息、外在環境惡劣，都會影響身體荷爾蒙，使代謝能力下降，再努力精算卻無效，心理狀態更負面。

費時費力

比如連社交聚會時，也要考量 TDEE 被限制自由，勞神費時，反而自我責備無法堅持。

不持久的短期成效

沒有找到一個真正適合自己長遠維持的方法，一旦停止精算，又落入惡性循環。

密機器才能測得出，僅管是目前最精準測量，但仍是有誤差值，連這麼大費周章測量的高級儀器都會有誤差了，怎能夠讓一台 inbody 或是居家簡便型的體脂儀數字，造成你減脂期間的痛苦來源？

另外許多食物標示上的熱量，事實上都還是有誤差值的，未必能符合我們精算 TDEE 的數值。

還有腸道狀況、食品加工方式，也都會影響熱量真正吸收程度有多少，這些也都是造成精算卻不如預期的因素。

最重要的是，不論哪種飲食法都不能忽視身體和心理上所發出的訊息。

彈性地進行飲食控制

彈性空間的保留，舉一個例子像是以「每週平均攝取總熱量」而不是「每日總攝取熱量」，或計算成一整周的熱量赤字，這樣就不需天天戰戰兢兢去計較卡路里，也不會連朋友臨時的聚餐邀約，還要因為每日熱量赤字破表而忍痛回絕，盡可能減低對社交生活的影響，又能緩緩的瘦下來。如果後期效果似乎又不盡理想，那麼就再回到初期做重新檢試，這反反覆覆的過程需要很大的耐性，但想想如果可以為了身體健康好，找到身心都能平衡的狀態持續下去，養成不復胖體質這樣的辛苦也會值得的。

我自己也曾經無論何時都在精算卡路里，來限制每一天每一餐飲食，雖然當下也剛好是新手蜜月期，增肌減脂效果好，但是一遇到新工作適應壓力，沒時間精算又整個大崩盤。自己也驗證了「被數字綁架」的成效不彰。在 P.22「使用本書變得更

靈活有效率的祕訣」也會說明如何利用本書食譜，靈活運用成適合自己的指南。

TDEE 建議執行方式

所以，初期建議透過精算熱量來制訂一個可攝取熱量範圍或是飲食規劃，更重要的是經過精算過程，第一先了解身心方面適應程度，第二對食物營養產生了解，和多種食物建立良好的關係，了解營養素才是影響身體機能變化的關鍵。而不是因為精算而造成恐慌和心理壓力，如果真的沒辦法持續紀錄和觀察，請尋求專業營養師規劃。

如果初期身體變化和回饋是正向的，那麼建議後期可以再「簡略」繼續執行。會特別強調「簡略」意思是，可以不需再強迫自己去精算卡路里，因為初期的反覆練習精算，還有記錄的習慣後，大多數狀況下，會對於自己喜歡吃什麼、適合吃什麼，更有概念，甚至有時妳已練習到能用目測就大約知道營養成分，也會發展出一個適合自己的飲控模式。例如一個不改變妳的作息又能達到成效的計劃，又比如有些人可能自己習慣了一組飲食菜單，再從固定菜單裡做些彈性調整。多給自己保留一點彈性空間也很重要，不然很容易因為太過限制自己，精神壓力過大而中途放棄，或更糟糕的恐怕是暴飲暴食。

※補充：即使不精算卡路里，也要注意GI值和進食順序，盡量維持血糖穩定。。

初期和後期紀錄表

建議初期紀錄	狀態穩定發展後期做法
預設的 TDEE ＋熱量赤字。	每日／每周三大營養素攝取量，並適當保留彈性空間。
每日攝取總熱量＋三大營養素。	每月／半年體重＋體脂＋肌肉量相對變化（或直接從鏡子觀察體態/量體圍）。
每 2 週／每月體重＋體脂＋肌肉量相對變化。	大略的運動內容和活動量有哪些。
大略的運動內容和活動量有哪些。	再備註其他可能干擾因素。
再備註其他干擾因素與心理狀態（ex：這一週壓力特大、被主管抓去熬夜喝酒等等）。	

真的沒有一種飲食法可以完完全全適合每一個人，這也是為什麼我在本書裡並沒有堅持只用「低 GI 非精緻碳水」來做食材呈現，因為就以我為例，也不可能一輩子都戒掉例如白米，不是不吃而是調整「份量」，這樣我壓力較小效果也好。能跟著妳走長久的方式，才是最好的方式，所以我也並不會將此書的所有食譜歸類為「減脂餐」，沒有所謂的減脂餐，因為減脂的成效是和太多因素相關，但此書食譜規劃內容是可以幫助妳達到減脂目標的好參考，後續 p.22「使用本書變得更靈活有效率的祕訣」會詳細介紹。

為什麼吃少不代表能健康瘦（泡芙人怎麼來）？

　　常常聽到體重標準、外顯身形也偏瘦的女生仍抱怨自己太胖、肉太鬆弛、小腹太凸之類的，為什麼呢？因為身體組成都是體脂太高，同時肌肉量太低，掐起來也非常鬆軟，有如泡芙的高油內餡一樣，除了皮下脂肪厚，也容易有內臟脂肪過高問題，泡芙人最大的共通點都是缺乏運動或沒有選擇適合的運動，因此肌肉量非常缺乏，使厚厚的脂肪包覆在纖細的骨架上。形成的原因有幾種可能性：

● 節食減肥

　　如前一篇提及現在仍有不少女性是以節食方式減肥，當我們身體長時間能量不足時，除了會先抓取脂肪，接著就有可能會動用到第二能量——超寶貴的肌肉組織，所以節食後導致肌肉流失，基礎代謝率大幅降低，復胖可能性倍增，脂肪也沒機會燃燒，同時又缺乏運動習慣，或運動頻率和強度不夠高，落入所謂越減越肥的惡劣迴圈，並相對累積較高內臟脂肪，長期下來易有慢性病風險，例如糖尿病、心血管疾病等。說到這裡，再舉一個經典的例子，就是太常聽到：「教練我天天跑步，肚子怎麼還是很大？」，這類型的狀況跟上述的差異是「有運動」，但重點是大量有氧運動，而沒有任何無氧或間歇運動例如健身等等，同時進食熱量又少於基礎代謝量所需，再加上大量有氧催化，肌肉量消耗速度更可能是前者的倍數流失，卻無法有效消耗脂肪，短時間內雖然使得身形變細但幾個部位還是一樣鬆軟。包含我自己過去也曾因錯誤，成為一段時間的泡芙人。前篇說到熱量赤字常見錯誤兩種方法我都執行過，能體會那復胖循環讓人有多挫折。

● 吃藥減肥

　　市面上很多減肥藥是以加速代謝降低吸收的方式製劑，但服用期間代謝快並不是來自於本身肌肉量所提高，所以一旦停用減肥藥，再回復到正常飲食，身體除了無法自然代謝外，也無法辨別妳遭遇了什麼事，突然代謝又拉低，累積脂肪的速度就變成比之前快，又形成更嚴重泡芙人身形。

還有另一種情形是年輕時就缺乏運動，但隨著年紀增長，基礎代謝率越來越低，但飲食習慣依舊，結果到中年時累積脂肪速度是年輕時好幾倍，形成中老年形的泡芙人。

　　所以想要雕塑美好曲線的體態又不復胖，妳必然要關注的重點是體脂率和肌肉量，次要的才是體重。了解妳的身體組成，並開始做肌力相關訓練，才能正確規劃緊實曲線養成計劃。如果真的沒有辦法取得體脂數據，也能夠透過測量體圍做為檢測依據喲！

※補充：不論是健身房常見的inbody還是居家型的體脂計，不同體脂計測量出的數據一定會有落差，建議在一段時間內先用同一台身體組成儀器的數據做比較，但不要每天糾結在數字上。
※從健身我改善了外在與內在的心性，養成了自律，也更有自信去發掘其他生活新鮮事。

減脂者和增肌者熱量攝取上的差異，什麼是熱量盈餘？

熱量盈餘：增肌＝攝入熱量＞消耗熱量
熱量赤字：減脂＝攝入熱量＜消耗熱量

　　雖然前面已經提到不少增肌的好處，但我相信仍有許多女性對於「增加肌肉量」一詞感到反感，甚至因想像金剛芭比的畫面而感到噁心，老實說增肌真的沒有這麼容易。我在最容易增肌減肌的新手蜜月期，第一個月拼盡力氣拉大重量，總肌肉量也才上升1公斤，但線條緊實且明顯。而參加健美比賽的比基尼勇者們，則是需要撒淚揮汗十幾個月備賽，才站上舞台，她們背後付出極大的心血是一般人很難達到的，怕練得和她們一樣？先放下這太多慮的成見吧！

　　正因為如此，所以我個人其實很推崇以「增肌→減脂→維持」為順序推進的訓練週期，但增肌期或多或少也會增加到脂肪，但如上一篇強調的，肌肉量是幫助燃脂的最強發電機，肌肉量可以維持血糖穩定，可以幫助養成不復胖體質，再進入減脂期後，因為肌肉量已拉高，妳會變成很有加速成效的減脂，比起以節食方式瘦身的女性，身體線條會更性感許多，若持續維持鍛鍊，直到中老年都能擁有性感身材。

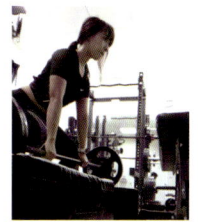

※一向只追求纖細的我，在第一次增肌期前，真的費盡很大努力說服自己，因為意識到增肌同時一定也會增脂，這對於一向很介意別人眼光的我，那心理障礙真的太大！但後來進入增肌期的我，卻很怡然自得，因為雖然身體脂肪雖然增加了，但肌肉線條卻很明顯。透過增肌的過程，我心理成長也獲得很大轉換，更有自信且不理會別人眼光。

吃什麼油?怎麼吃?

衛生福利部於 103 年 4 月 15 日公告「包裝食品營養標示應遵行事項」,將反式脂肪定義由原來的「食用油經部分氫化過程所形成之非共軛式反式脂肪」,修正為「食品中非共軛式反式脂肪(酸)之總和」,即不論天然的或是經過部分氫化,皆要求標示,該規定於 104 年 7 月 1 日施行(以產製日期為準)。

其實依據規範內容,每 100 公克(固體或半固體)或每 100 毫升(液體)食品所含反式脂肪量不超過 0.3 公克,得以 0 標示。所以即使營養標示上的反式脂肪寫 0 公克,該食品仍可能合有很少量的反式脂肪。人工反式脂肪會增加血液中的壞膽固醇,降低好膽固醇,還會增加三酸甘油酯,讓血管容易阻塞及發炎,並提高罹患心血管疾病的風險。所以還是要避免隱藏的反式脂肪來源例如有,人造奶油,油炸油,酥油,奶精,瑪珈琳,氫化 XX 油,轉化油,植物酥油這類字眼的都盡量避免。還有路邊攤的炸物,麵包店沒有標示的麵包蛋糕,其實這些經過高溫烘焙油炸的食物都容易有反式脂肪。脫離原本樣貌的成品如加工品,零食等儘量少吃。

含不飽和脂肪的食物很少,例如鯖魚、鮭魚、酪梨、魚油、葵花籽油、三文魚等魚類。不飽和脂肪酸的主要好處是抗發炎、緩解肌肉痠痛、修復關節等,適當的攝取還能有助燃燒脂肪。所以如果你有重量訓練的習慣,多不飽和脂肪的攝入就非常重要了。

對於減肥者來說,在減少每天總熱量的基礎上,脂肪的攝入量控制在每天總熱量 20 ~ 25% 是一個比較合理的範圍。

所以大原則就是遠離反式脂肪,控制飽和脂肪,合理攝入不飽和脂肪。本書食譜設計大多以不飽和脂肪酸做為油脂來源。

為什麼計算的是淨碳,不是總碳水?差別在哪?

先舉個例子,講到高麗菜妳會認為它是澱粉嗎?請先參考以下的高麗菜營養成分,有碳水化合物?!

接著我們來照著淨碳水的計算公式:

總碳水化合物克數—纖維克數

碳水化合物 6 克
膳食纖維 2.5 克
食糖 3.2 克
蛋白質 1.3 克

高麗菜的淨碳水是:6—2.5 = 3.5 克

每 100 克高麗菜才 3.5 克碳水,所以以這個例子來說,餐餐都不是算淨碳,而算入總碳水,那不是冤枉沒了更多可吃碳水的機會?

雖然本書食譜也是非常小心翼翼將所有蔬菜也計算進碳水量，但從這個例子來看，我其實會建議日常生活中，蔬菜類可以放心不限量吃，且不必精算它們的熱量（但也要注意蔬菜攝取過量也會導致脹氣消化不良）。

為什麼本書餐點幾乎是無麩質？減醣？

我不推崇完全不吃醣（碳水化合物），因為我認為均衡且控制好份量的攝取方式，才能維護長久身體健康，但設計減醣食譜的目的，是為了幫助讀者們可以在其他餐有更多空間能開心吃到碳水，方便規劃自己的彈性飲食計劃，例如配合本書晚餐時減醣，中午和同事們可以放心吃含碳水高的午餐便當，即是靈活運用本書達到效果的最好例子之一。

麩質（gluten）是一種存在大麥、小麥、燕麥、黑麥等麥類中的混合蛋白質。無麩質的概念是從我留學時期即接觸，從原本好奇國外超市滿是 gluten-free 產品，到我親身試驗，發現我脹氣、過敏問題和食欲控制方面，有效改善許多，我並無經過相關醫療檢測，但推估自己多少有麩質過敏體質，讀者們不妨也跟著本書試試一段時間無麩質，認真感受身體變化，了解自己是否適合麩質食品，或建議做相關醫療檢測。

碳循環該如何計畫？如何利用本書內容訂製出屬於自己的碳循環菜單？

碳循環的概念：

高運動量日→攝取高碳水：當日熱量有 60% 來自碳水化合物

中運動量日→攝取中碳水：當日熱量有 40% 來自碳水化合物

低運動量日→攝取低碳水；當日熱量有 10% 來自碳水化合物

（其實很少有中碳的說法，我是從中估算一個平均值，因為我一週訓練頻率可以很高）讀者可以根據自身實際狀況，再做比例上的調整。

碳水化合物在我們做力量訓練之後，是不可或缺的營養來源，所以碳循環的方試我認為是較合理且較健康的方式。

且透過從碳水化合物攝取的高低變化，過程中會逐漸了解自己對碳水的耐受度，雖然碳循環法備餐較繁瑣，也計算主要營養素，但對我來說，能持續吃到最愛的碳水，是可接受並維持長久的飲食法。

Ola 建議先諮詢營養師、醫師認可，尤其是具糖尿病或血糖控制不良病史不建議冒然嘗試！

使用本書變得更靈活有效率的祕訣

先擬好你的一週運動計劃，高碳水含量的食譜在高運動量的日子吃，低碳水含量的食譜在低運動量或休息日吃。

低碳水的食譜裡自行做聰明抽換，例如在本書我大量使用蒟蒻混合米飯類，就是為了壓低碳水量，設計成低碳食譜，但如果想要變化成高碳或中碳食譜，可以把食譜中蒟蒻米，換成正常米飯做調整即可（可參考下圖右頁說明）。

假設有一天妳接收到隔天要和朋友聚餐的消息，這時可以將今天的食譜完全變化成低碳水食譜，例如把食譜內的所有飯麵類，完全抽換成零碳水的蒟蒻米／麵，就能維持一周的碳水總攝取量，不必擔心多餘負擔，放心和朋友／同事聚餐。

備註：
1. 我有時外食會把所有碳水化合物，例如米飯打包回家冷藏，做為隔天便當食材。
2. 任何替換及建議，請以非精緻碳水為優先。

1 先了解此餐點的淨碳含量

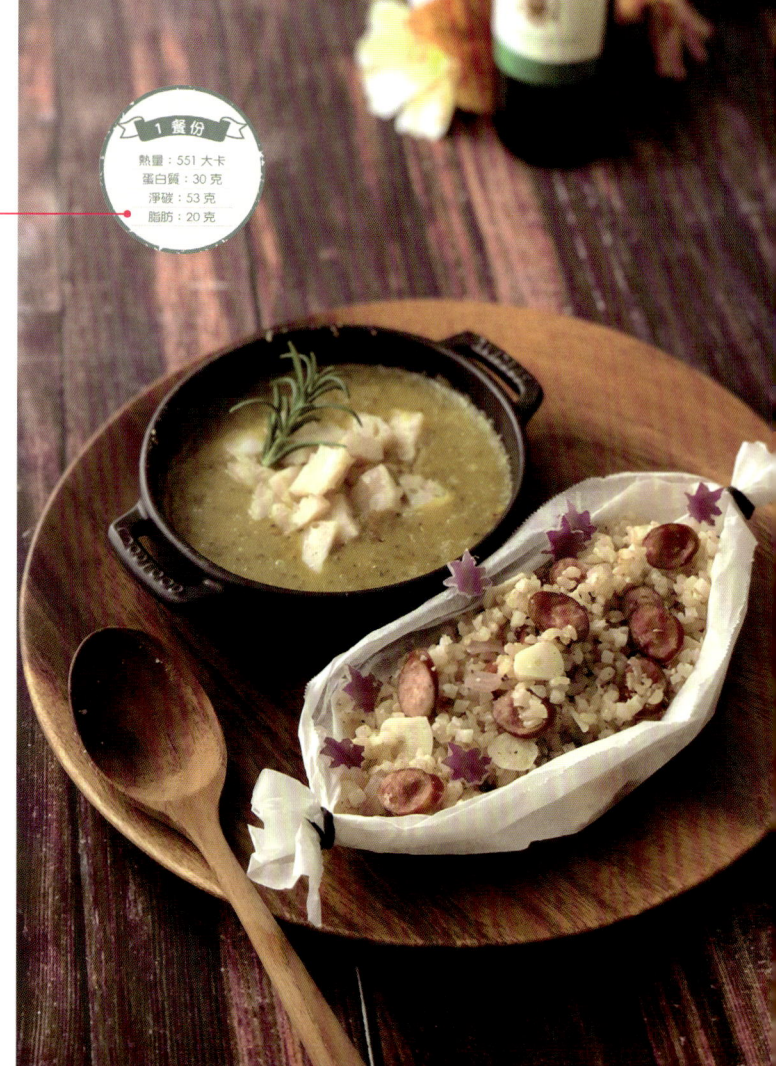

1 餐份
熱量：551 大卡
蛋白質：30 克
淨碳：53 克
脂肪：20 克

規劃個人攝取碳水量的比例，開始做調整：

補碳：將白花椰菜米換成糙米或其他碳水化合物，或同時提高南瓜粉的量。

減碳：將糙米換成蒟蒻米或白花椰菜米，減少南瓜粉的量。

可參考 P.30 的「六種器皿」介紹。

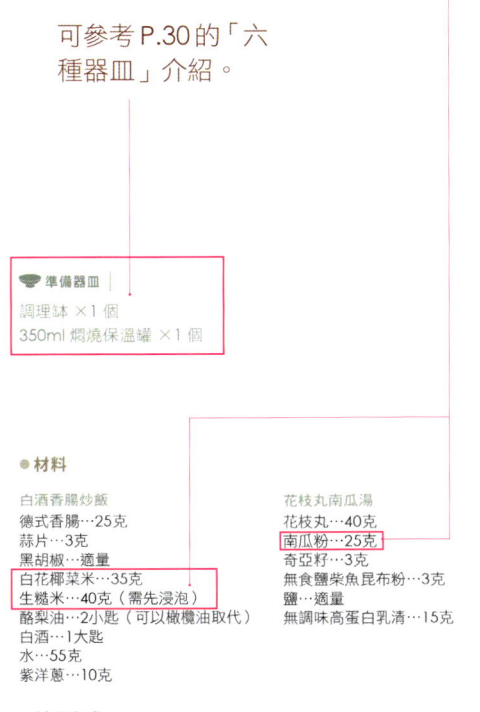

補充

如果不是依循碳循環飲食的讀者，可參考以下情形：

今天心情是很需要高碳水（突然很需要甜食蛋糕），第一種做法是當日不計算任何碳水量，隔天完全將本食譜內容改為零碳水，以左圖舉例：將糙米的部分抽換成零卡的蒟蒻米，將南瓜粉完全用杏仁奶取代。第二種做法是只製作南瓜湯的部分，再搭配很想吃的適量甜食。此為 P.16 彈性地飲食控制作法的舉例。

— 了解適合份量。

提供食材替換與烹調注意事項及裝飾技法與營養知識參考。

Set meal

5分鐘速懂

 食材選擇及採購指南

- 傳統市場購買小撇步（可以更少量購買）
- 超市購買小撇步（一般超市和進口超市可挖寶食材）
- 只要六種器皿就能完成本書料理，小資族和學生也能負擔
- 本書最常出現食材與選用理由
- 利樂包超強運用術（不用花錢買器皿）

傳統市場

　　傳統市場採買好處是不用受限包裝，可以自由購買所需零售份量，通常價格也會比超市來得優惠，但要注意的是傳統市場不像是超市能恆溫冷藏，這時如果是較不新鮮肉質又加上天氣熱，可能含菌量會太高且有不新鮮的疑慮，要多加注意。部分大型傳統市場裡面也會有老字號「五穀雜糧行」，要購買各種米類、豆類都可以依照個人需求秤斤採買，對小資族一人料理來說，大大減少儲糧負擔。

推薦生鮮食材列表

低脂 高蛋白肉類	可配色 蔬菜類	易存放 綠菜類	低熱量 水果類	非精緻 澱粉類
雞胸肉、豬里肌、鯛魚、牛腱	紅椒、黃椒、紫洋蔥、玉米筍、黑木耳、櫛瓜、番茄、紅蘿蔔	青江菜、高麗菜、花椰菜、小白菜、秋葵	蘋果、芭樂、葡萄柚、草莓	南瓜、地瓜、馬鈴薯

備註：因本人對黃豆類過敏，很少使用豆製品入菜，讀者也可靈活運用豆製品取代肉類。

本土文創農產品超市

　　本土文創農產品超市，例如：神農市集、信義誠品超市，能挖寶到不少高質量的在地產品，文創超市也是我找尋食譜靈感的地方。

推薦食材：純糙米粉、純綠豆粉絲、無糖花生醬、無添加果乾、料理酒。

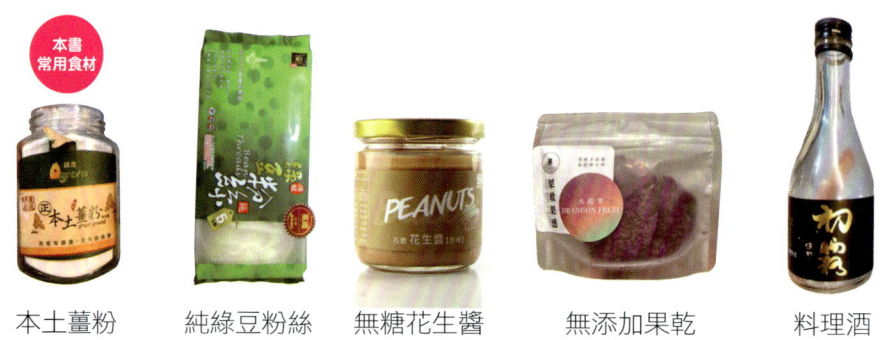

本土薑粉　　純綠豆粉絲　　無糖花生醬　　無添加果乾　　料理酒

● **本土薑粉**：保存時間久，能隨手運用，又節省了處理薑的時間，因粉末特性，海鮮去腥效果佳。

國際超市

　　目前國際超市還是以日系產品為大宗，日本的飲食習慣就是以清淡為主流，所以能夠採購到不錯的健康即食產品或清淡的調味料，且包裝背後通常也會以中文標示成分，不用擔心看不懂日文、英文或泰文包裝的問題，無麩質的概念在國外相當普及，在國際超市我最愛挖寶的也是無麩質相關進口產品。

推薦食材：純天然米餅、紫蘇沙拉醬、減鹽醬油。

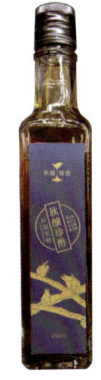
火龍果醋

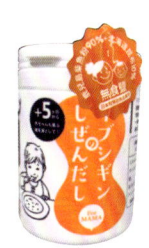
無鹽柴魚昆布粉

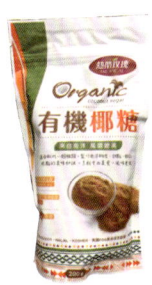
有機椰糖

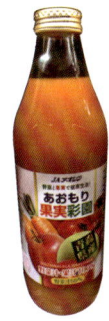
原汁果汁

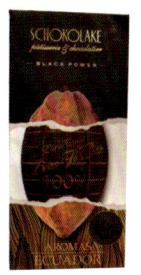
無糖可可膏

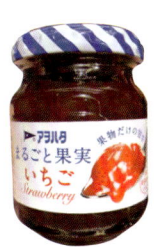
無糖果醬

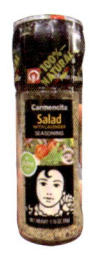
薰衣草義大利香料

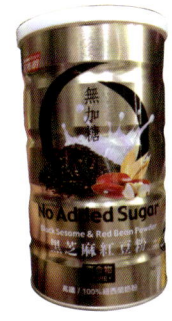
無添加芝麻紅豆粉

● 無鹽柴魚昆布粉：是寶寶食用等級的食品，做為較健康的高湯粉選擇。

超市和量販店

　　超市和量販店也是採買新鮮蔬菜類和肉類的好地方，但份量就會比較被限制，如果是一人料理，有時候份量會太大，套房小冰箱不好儲存也有負擔。乳製品如起士類、優格類在量販店的選擇也較多，一人料理的小瓶裝料理酒類也能在超市找到。超市與量販店食材和傳統市場相較，有乾淨的包裝盒裝，可馬上推疊至小冰箱冷藏，相較傳統市場購買無包裝盒，則在買回住處當下通常需要花時間先整理再冷藏。

推薦食材：起司類、海鮮類、酒類、花枝丸、毛豆、冷凍白花椰菜米、櫻桃蘿蔔、水煮鮪魚罐頭、玉米罐頭。

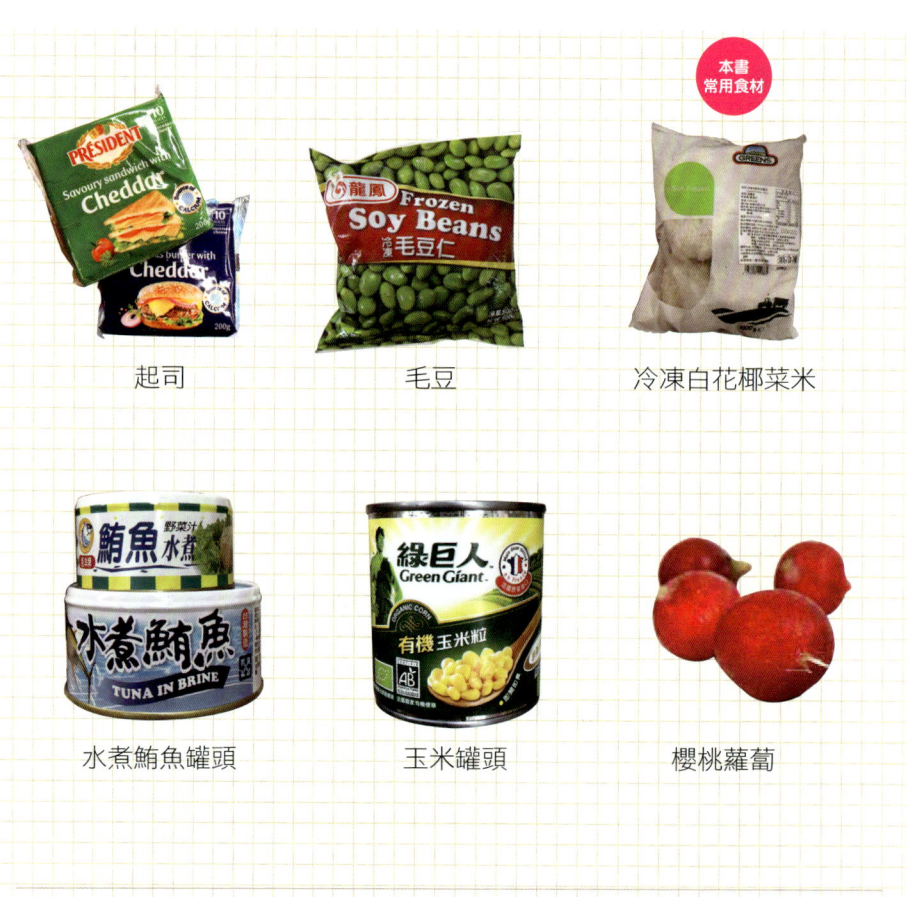

起司　　　　毛豆　　　　冷凍白花椰菜米

水煮鮪魚罐頭　　玉米罐頭　　櫻桃蘿蔔

● 冷凍白花椰菜米：高纖低熱量，能取代白飯又同時攝取蔬菜量。

網路商家

　　網路拍賣目前有許多是主題性商行，例如「低醣食品專賣店」、「歐美系有機食品店」、「運動蛋白質補充品」等等超多種類的店家可以逛，有很多常溫食材，我幾乎都是從網路管道購買，相同類型的產品集中又很齊全，價格又比生機飲食店來得划算很多。

推薦食材：蒟蒻、羅漢果糖、無麩質義大利麵、減油花生粉、藜麥、無糖可可、無麩質燕麥、鷹嘴豆粉、可烹調酪梨油、洋車前子粉、老薑粉、赤藻糖醇、無糖魚露、無調味高蛋白粉

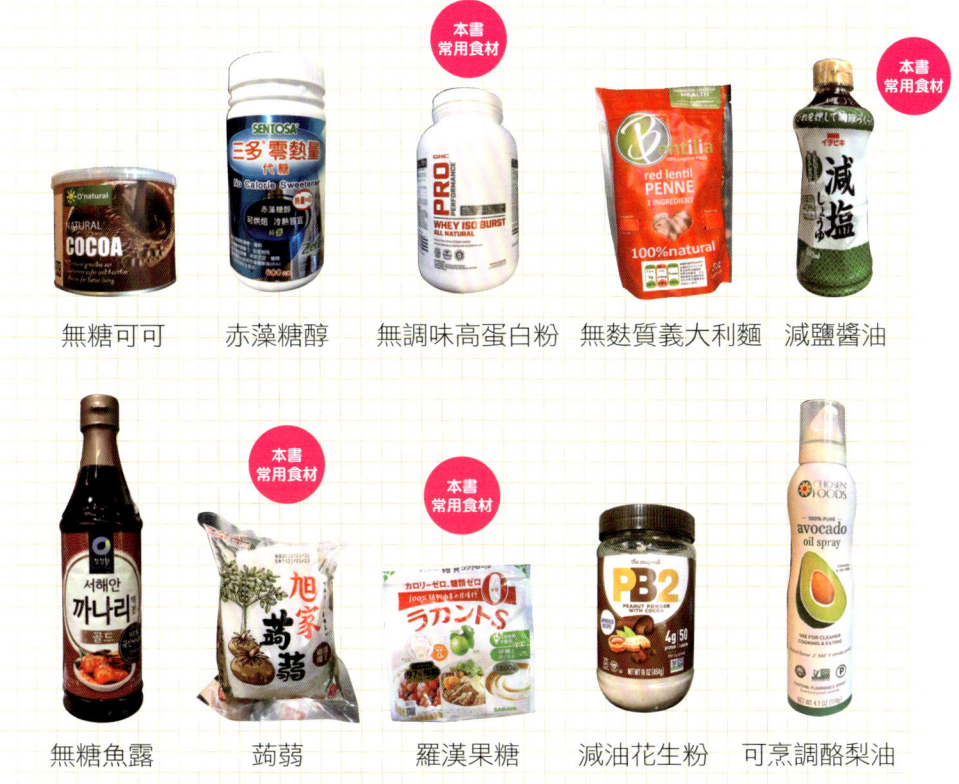

無糖可可　　赤藻糖醇　　無調味高蛋白粉　　無麩質義大利麵　　減鹽醬油

無糖魚露　　蒟蒻　　羅漢果糖　　減油花生粉　　可烹調酪梨油

- 無調味高蛋白粉：即使加熱後也不失高蛋白分子結構，加入正餐中烹煮，能無形提高蛋白質攝取。
- 羅漢果糖：零熱量、零GI值的好天然代糖，炒菜和甜點都能使用。
- 減鹽醬油：如今外食都隱藏了許多高鈉，建議自己料理時盡量減鈉較佳。

烘焙材料行

　　烘焙材料行給人既定印象是只有做西點取材才會去，但例如辛香料在烘培材料行其實價格很實惠，有些在超市找不到的進口罐頭食品也能在烘焙行找到，還有像是把蔬菜片造型模具、飯糰模型、電子秤或造型小碟子，當然在烘培行也較容易找到。

推薦食材：無添加南瓜粉、無添加甜菜根粉、鷹嘴豆罐頭、杏仁粉、椰子粉、義大利香料。

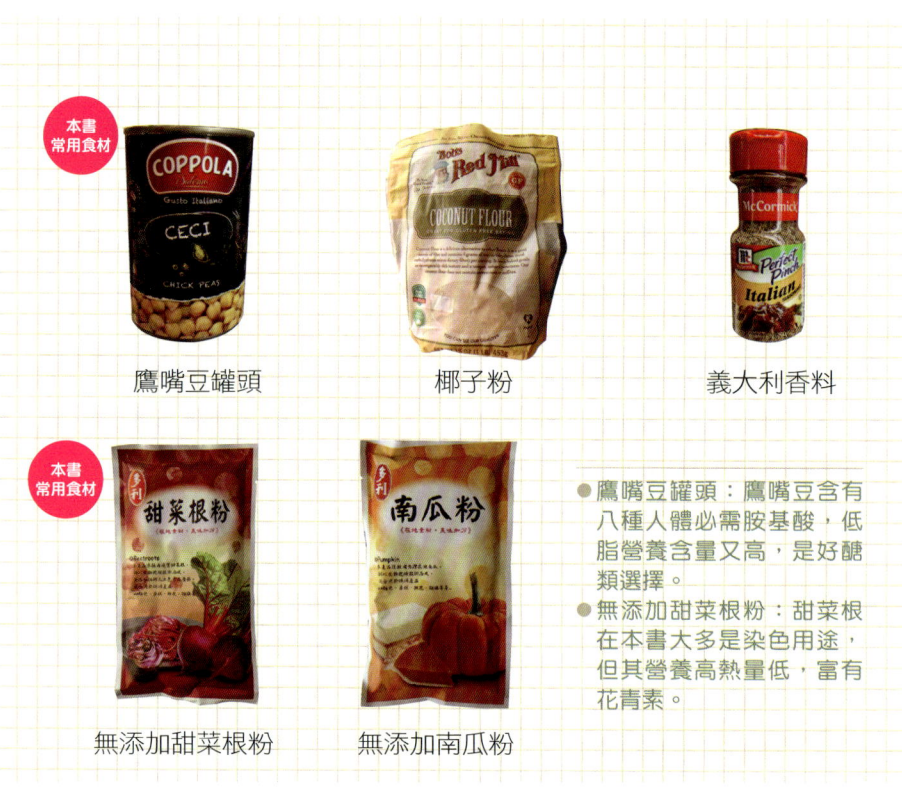

- 鷹嘴豆罐頭：鷹嘴豆含有八種人體必需胺基酸，低脂營養含量又高，是好醣類選擇。
- 無添加甜菜根粉：甜菜根在本書大多是染色用途，但其營養高熱量低，富有花青素。

網路蔬果宅配

　　現在有不少網路下單買菜送到家的服務，比如可以利用午休時間手機下單預約傍晚到貨，回到家剛好就能拿到食材，但可能要買超過一人份食材才能達到免運門檻。

只要六種器皿就能完成本書料理，小資族和學生也能負擔

考量到小資外宿族，預算方面和可儲藏空間，特別設計可利用僅六種器皿，即可完成本書所有食譜，在每一個步驟裡也詳述需要使用哪一個器皿，只要跟著步驟就不會手忙腳亂：

調理缽
1 個

在日系 39 元商店即可購得。

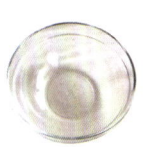

大型瓷盤
1 個

直徑建議比自己的微波爐底盤再小半徑 1～3 公分為準。

中型玻璃碗
2 個

我所使用的是 380ml 的樂扣玻璃碗，很適合做為烹飪用具又能當便當盒。

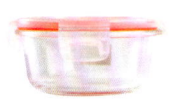

中型盤
1 個

在日系 39 元商店即可取得。比大型瓷盤再小半徑 3 公分左右

燜燒罐
350ml×1 個

網路或百貨通路。

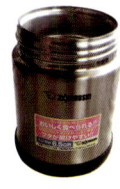

微波蓋
2 個

建議訂購微波蓋，尺寸以大型瓷盤的寬度為佳。

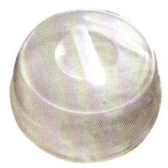

1 某些篇章會有玻璃碗疊加在微波蓋的方式，所以在購買微波蓋和中型碗之前先丈量一下自家微波蓋的高度，且須注意＋微波蓋頂端要選擇平面的，才能疊加碗。
2 以上六種為烹煮過程所必需碗盤，也是本書食譜上建議所使用容器。

利樂包超強運用術（不用花錢買器皿）

利樂包四邊形造型還有可再利用特性，可以幫我們省下儲存的空間，又很好取得。

- 備料分裝盒（可運用在 P.156 一週早餐篇）
- 做成飯糰（P.77 食譜）
- 厚蛋燒模具（P.129 食譜）
- 利樂包低碳高蛋白吐司（P.145 食譜）

Set meal

減脂飲食工具包

- 我的卡路里計算 app 和 google 計算法（兩者交叉比對，把錯誤降到最低）。
- 外食也很適合拳頭計算份量法。
- 超商食物營養標示表要如何看。
- 督促自己維持體態的幾個實用小技巧

我的卡路里計算 app 和 google 計算法

我最常用的計算軟體是大家熟知的 myfitnesspal，但後來發現不論是輸入中文或英文搜尋，數據仍有出入，建議大家將常用食材再使用 google 搜尋引擎做查尋，交叉比對如此準確度較高，本書的食材精算也是經過兩者重疊比對將誤差值降到最低（兩者交叉比對，把錯誤降到最低）。

拳頭計算份量法

外食很適合用手掌和拳頭計算份量，這是我目前試過，不需精算但飽足感最足夠，營養也均衡的方法，以外食來說會很方便，請見下表：

目測面積	攝取的食物	份量／天
雙手捧空間：雙手內的。 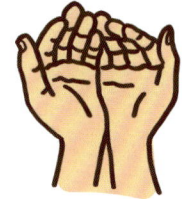	一份澱粉量	吃足 2 份
一掌的厚度：整個手掌的體面積厚度。 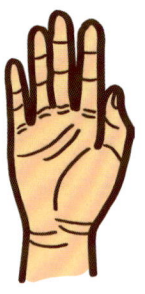	一份蛋白質 一份青菜 一份水果	至少 3 份以上 至少 3 份以上 吃足 2 份
一個姆指的體積 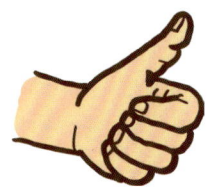	油脂量	1 份以內

一份澱粉量＝

1碗米飯，可轉換為4片切邊吐司、1顆傳統饅頭、250克馬鈴薯、25公分長的玉米、2碗粥、2碗冬粉、2碗米粉、2碗義大利麵、1/2碗細燕麥片、3/4碗綠豆、180克地瓜、1.5團麵條。

★以上碗的份量都是像自助餐裝飯紙碗，壓平不可高過紙碗邊緣的份量。
★食物皆需以清淡調味為主，例如一份炸雞排就必需計算成6份油脂＋1.5份蛋白質，如此就已經過量，不能只算為1.5份蛋白質，所以也建議飲食以原型食物為主。
★如果是高運動量日，蛋白質可以增加總共5～6份。

超商食物營養標示表要如何看？

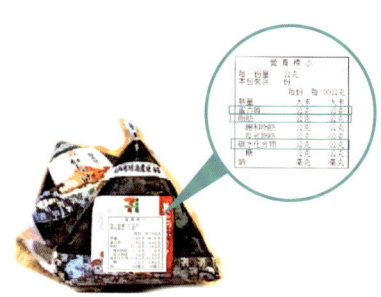

在選購超商外食時，我會先看碳水化合物的總量（淨碳）→脂肪量→蛋白質量→熱量，通常優先考量碳水量和脂肪量的話，熱量相對也不會太高。

督促自己維持體態的幾個實用小技巧（維持心理健康）

在分享我如何保持健身動機前，還是想強調一下，除非妳要參加IFBB，或是有十萬獎金可爭取，否則真的不需要設定一個不合理短期目標去逼死自己，維持身形是一輩子事，給自己過大壓力去完成短期目標，是很難長久維持的，就如前面提到，我們的身體是很繁複精密的系統，如果壓迫它短期內有重組改變，但它仍然來不及去適應妳的周遭環境、生活習慣和心理狀態，如此一來一定很快又會反彈，身體很聰明會自我保護，反彈後反而變得更加難減脂。

不仿想像一下，身體是你在經營戀愛關係的另一半，如果妳逼迫另一半短時間內改變成妳想要的樣子，而且完全不在乎他的想法，不逼到極限不罷休，即使是短時間達成目標，這樣的關係會有辦法維繫長久嗎？身體可是要陪伴妳一輩子的另一半呢！

正因為身體要和妳走一輩子，那是不是需要找出最適合身體也適合自己的方式？

這條路當然不容易，但就像跌跌撞撞的感情路終究會找到真愛，一起來學著愛自己的身體吧！以下我整理出來較有效且能持久的減重動力，提供大家參考：

● **拍攝身形紀錄，熬過一段時間後，拿出對比照，妳會開始佩服自己。**

我曾經的錯誤示範：因為太沒自信，身形狀態最不好時期，不留下任何照片，常後悔沒能製成最大對比圖。曾拿纖細名模身材來比較，忽略某些人體天生基因因素，

造成不必要極大壓力。

● 找到一樣愛健身的朋友相互勉勵,會很容易擺脫惰性,找到另一個社交生活圈。

　我曾經的錯誤示範:自己安排訓練時間太過彈性,很經常推延訓練計劃。

● 設立合理的短期目標,並找到獎勵自己的方式,或來自家人與另一半的獎勵,或勇於和他們分享自己的當下每個小進步,不一定要尋求認同感,但會更有動力,例如跟閨密說好,如果成功減到一個短期小目標,就去對分一份高檔下午茶甜點,

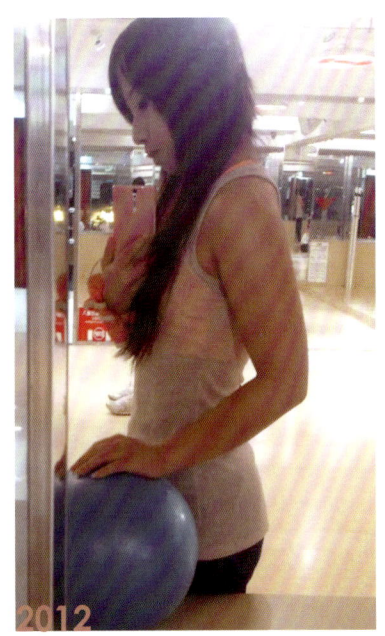 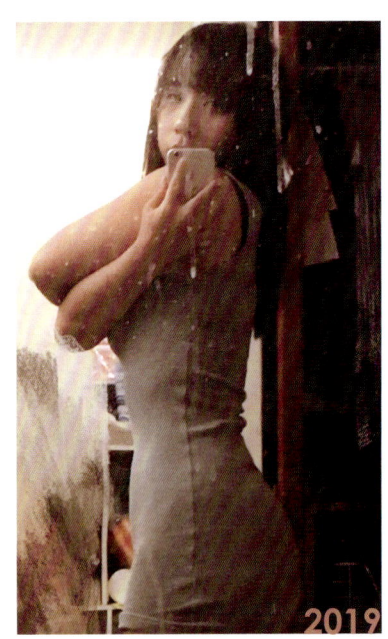

2012　　　　　　　　　　　　　　　2019

53KG　V.S.　60KG

每天 1～2 餐
對吃很恐懼

大量有氧,不重訓
團課連上 3 小時
減掉 CUP 還自以為很瘦

每天可 5～7 餐
吃對方法
少量多餐滿足

重訓主軸,有氧為輔
一周訓練 2～3 次
胸型更挺,腰臀比大升級

建議放下體重數字的迷思

或想像妳的偶像男神深情款款對著妳說「親愛的妳瘦了」，後者有點搞笑但我知道對於正在讀這本書的妳一定有用。

※請遠離那些只會批判妳、不理解妳的聲音！來～勇敢說出HEY！YOU PISSED ME OFF！

我曾經的錯誤示範：設定不合理短期目標，例如體重數字，不切實際造成信心全毀，身邊家人親戚或伴侶的冷言冷語常往心裡去。

● 告訴自己當下正在做的事，是為了身體一輩子的健康，享受運動當下的快樂，自然會養成習慣，例如我的健身過程，會感覺更能主導身體每一個部位，控制力提升讓我嘗到成就感。

我曾經的錯誤示範：寧願犧牲掉身體健康也要降體重，結果留下傷殘的身體，花了更多時間找回訓練信心。

● 停止責備自己，想像未來有一天身形很好的自己，會回過來擁抱現在的妳說：「謝謝這一刻的妳，願意勇敢繼續努力下去，因為妳沒放棄自己，才有現在很好的『我』。」

我曾經的錯誤示範：曾在鏡子上寫下「我是豬」的字樣，並崇拜那些女明星惡毒減肥語錄，不但沒成功瘦下來，反而把自己數落得很淒慘，何必…

● 珍惜每一次小進步，如果訓練或飲食上超乎自己意外做得不錯的一次，就寫在日記本上，妳會享受這過程，有一天妳也會胸有成足的展示這過程給身邊人看。

我曾經的錯誤示範：完全忽略過程，信念只放在想看到的數字上，太過「結果論」，無法真正將運動融入生活習慣中，反而讓健身成了處罰自己的過程。

● 加入 FB 各種瘦身或健身社團，遇到心理瓶頸或健身卡關的時候，寫下心情分享到社團，會有很多社團「健友」站出來留言給妳支持，妳也會看到他人的貼文分享而被激勵出滿腔熱血（＊但要非常謹慎判斷網友留下的健身知識正確性，這方面請討教專業教練或醫生）。

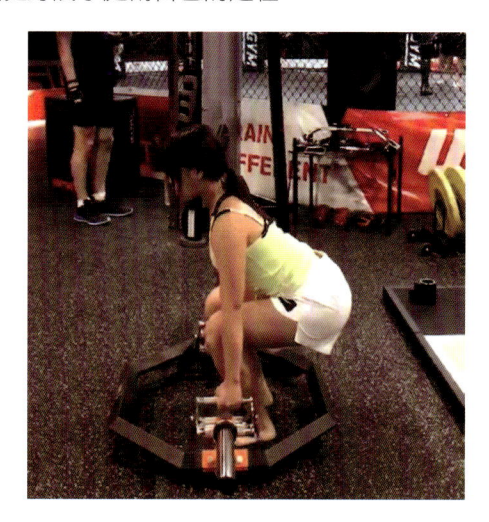

\\ //
Set meal

擺盤拍照小講堂

雖然我不是專業攝影師，
但特別在書裡收錄如何在小坪數套房，
手機拍攝出形象宣傳等級的照片，
這些技巧也是我在個人 IG 上較少提到的部分，
在本書中跟大家分享。

餐具選購小指南

- 餐盤有如桌上畫框，能突顯食物樣貌。餐盤黑、白、藍灰色系最能呈現本身鮮艷色澤，深色系較能將目光具焦，圓型擺盤上和拍照角度上較好掌握。

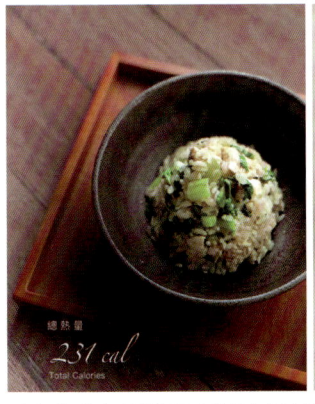

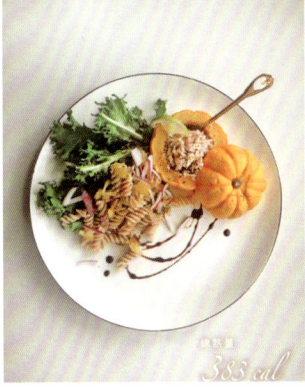

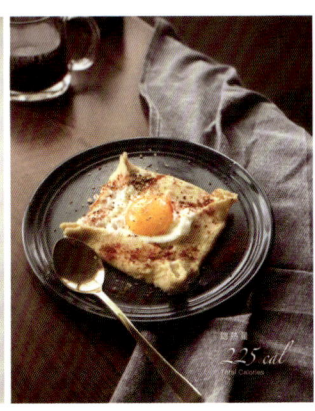

黑色與白色都能和食物形成較強對比，讓食物本身更突出。

雖然藍色系有降低食慾的說法，但如果色系是深藍綠色系，也很適合搭上亮色系和黃色系食物。

- 木紋、霧面質感最推薦。

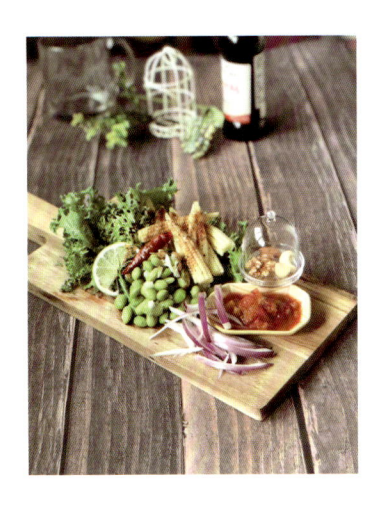

- 多利用小碟子增色或是增加層次感，碟子盡量淺一點。

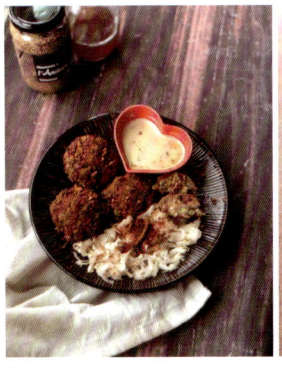

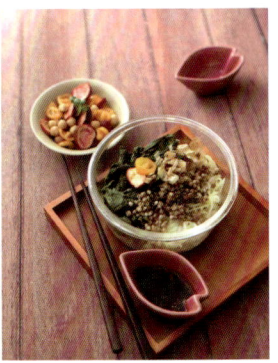

以此圖例來說，因為食材本身都沒有鮮艷的顏色，就利用亮紅色的碟子增加畫面顏色。

此圖例來說，左上方的碟子因為是淺碟，在斜視角拍攝時碟裡面的菜色才能完全呈現。

整體拍攝技巧

● 自然光下拍攝

就是天然的日光照射，自然光的色調和色溫是室內人造光源很難去完全模仿而成的，但也是最溫暖的光源，拍攝食物也是「最自然」的。例如窗邊。

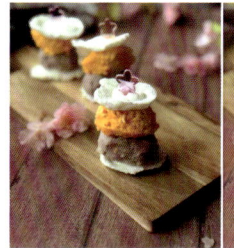

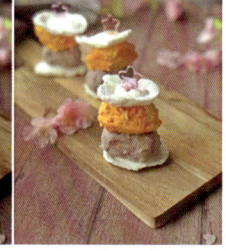

自然光柔美　　室內光源生硬

● 室內光源

承上一點，如果真的無法有自然光可利用，可以考慮用一塊透光的白布先遮蓋在檯燈上，在物體的另一側立一個反光板，接著再用修圖 app 把色調和色溫調成像是自然光拍攝（可用一張已用自然光拍攝當對照組一邊修圖）。

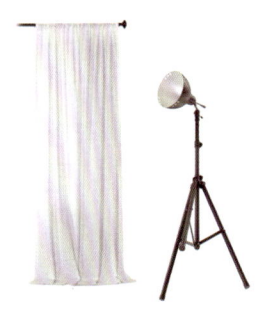

● 關掉閃光燈

閃光燈會讓光源非常生硬，顏色也會失真。

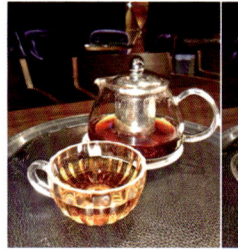

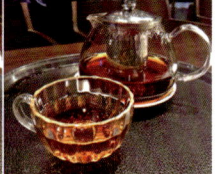

有閃光燈　　無閃光燈

● 利用有格線的拍照軟體

拍攝上建議不要把主體擺在正中央，會顯得呆板，所以可多利用格線幫助找到好的位置。

左圖適當留下20%的背景留白，將主體置入右下80%的空間，視覺上跟右圖填滿中央畫面相較下，少去很多壓迫感。

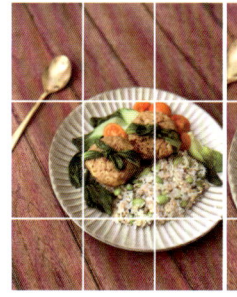

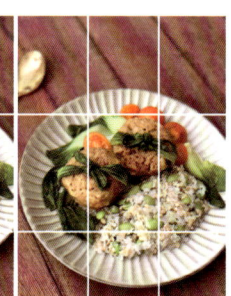

格線的交叉點上

如下圖中最鮮艷的紅色集中落在左上交叉點。

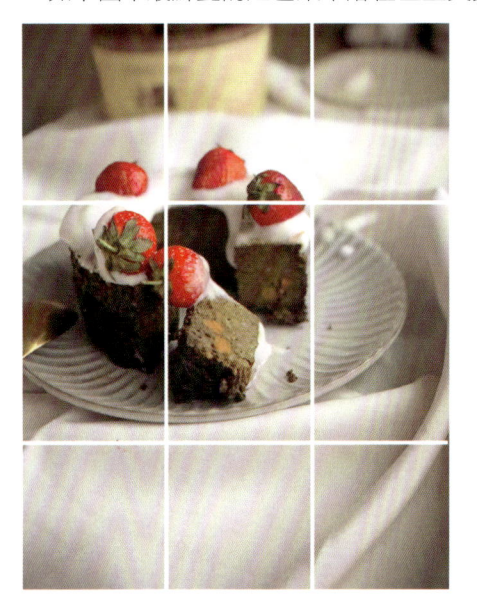

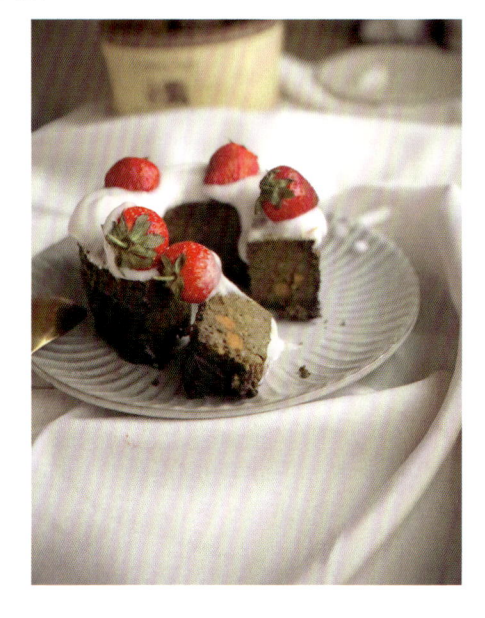

對角線

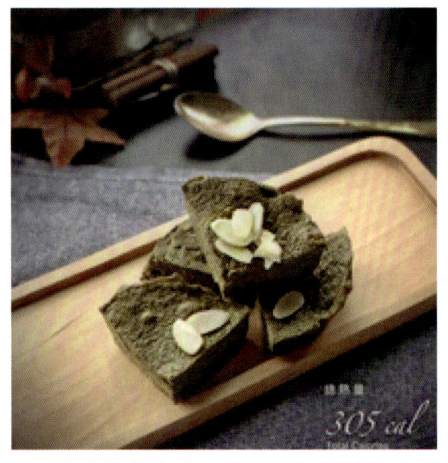

對稱性

如圖中底盤的角度在畫面中為斜對角線方向擺放。

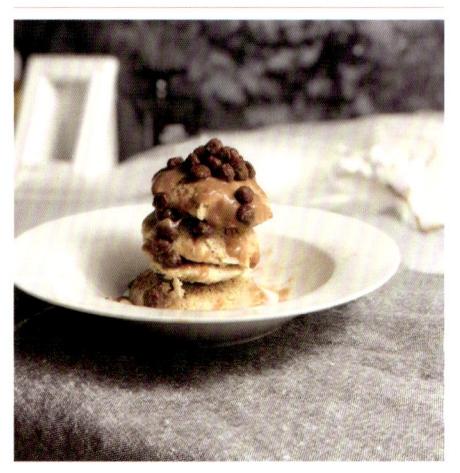

雖然此範例為物品置於正中央,但切齊中線並左右對稱,也能突出本體,通常適用在主題本體為單一色調,並與其他道具與背景色系明顯不同時。

擅用各種小道具

● 背景小物和桌面色系相近，或與盤子色系相近

可將食材或調味罐等一同入鏡，也能增添情境感。如圖背景中的廚具與原食材剛好和食物本體，顏色幾乎相近，即使畫面上的物品多，但色票協調一致，視覺上豐富卻不混亂。

在日系百元商店或扭蛋店可以多看看公仔或小道具。像我曾經在扭蛋店挖掘到啞鈴迷你模型，也能跟我的健身餐主題相符。

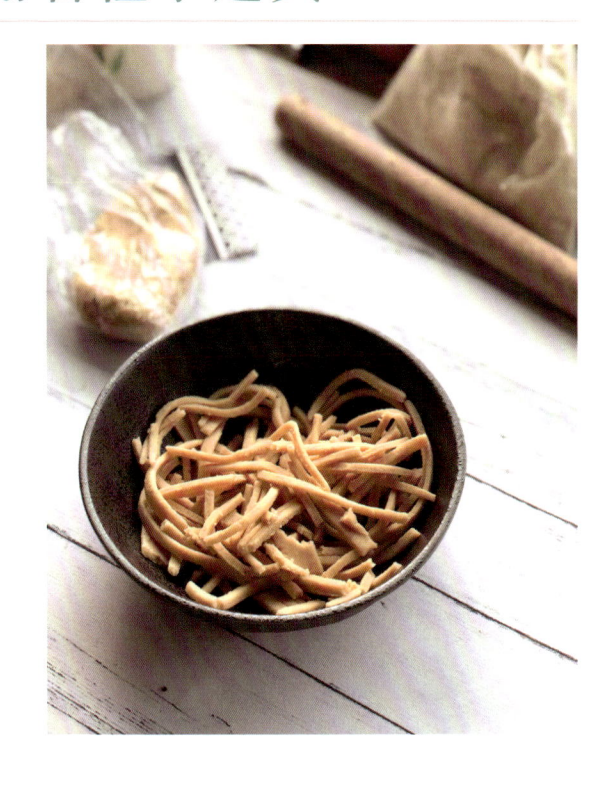

● 利用攝影背景紙

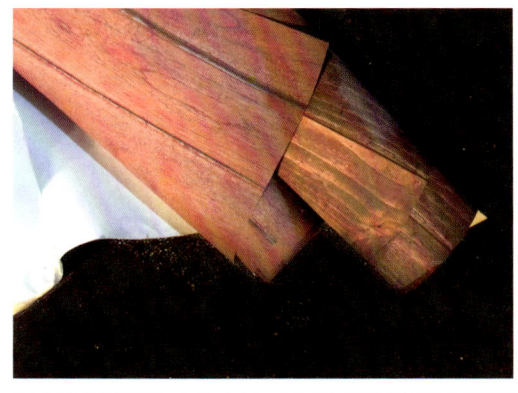

在本書示範照片中的木紋／大理石紋背景都是不反光攝影背景紙所搭起。可於知名網路拍賣通路買到。

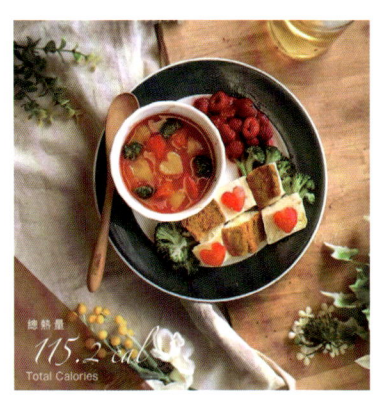

此張照片使用木紋巧拼墊。

餐盤裡的構圖與配色

● **2:3 法則**

使主體佔餐盤內 2/3 的份量，會更能突顯主食的主題。

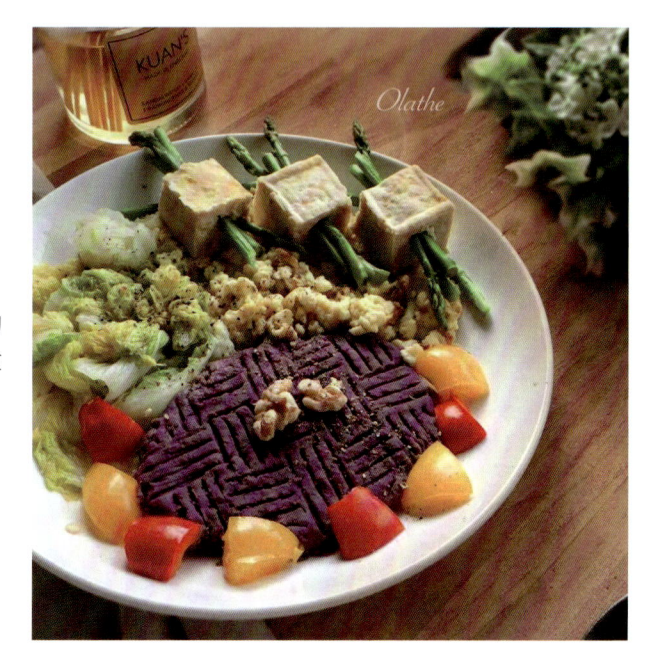

● **紅色系或紫色系點綴黃色系為襯**

可參考本書 P.166 常備菜各鮮艷食材。通常掌握這個原則餐盤內食物瞬間會從單調變豐富。

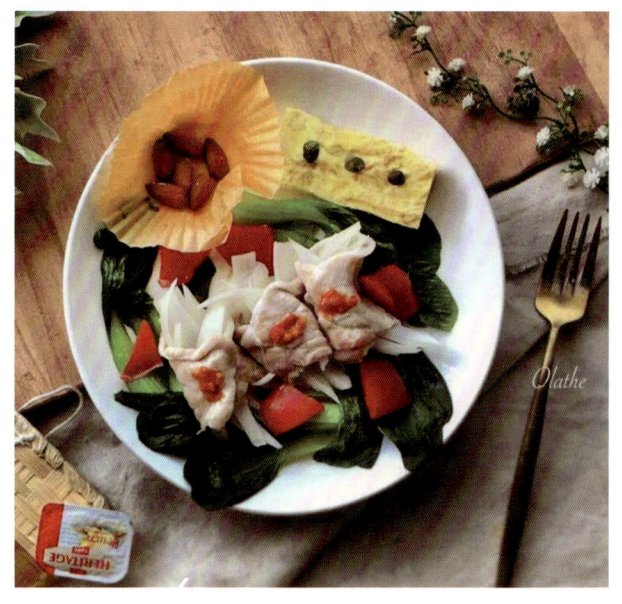

● 留白美學

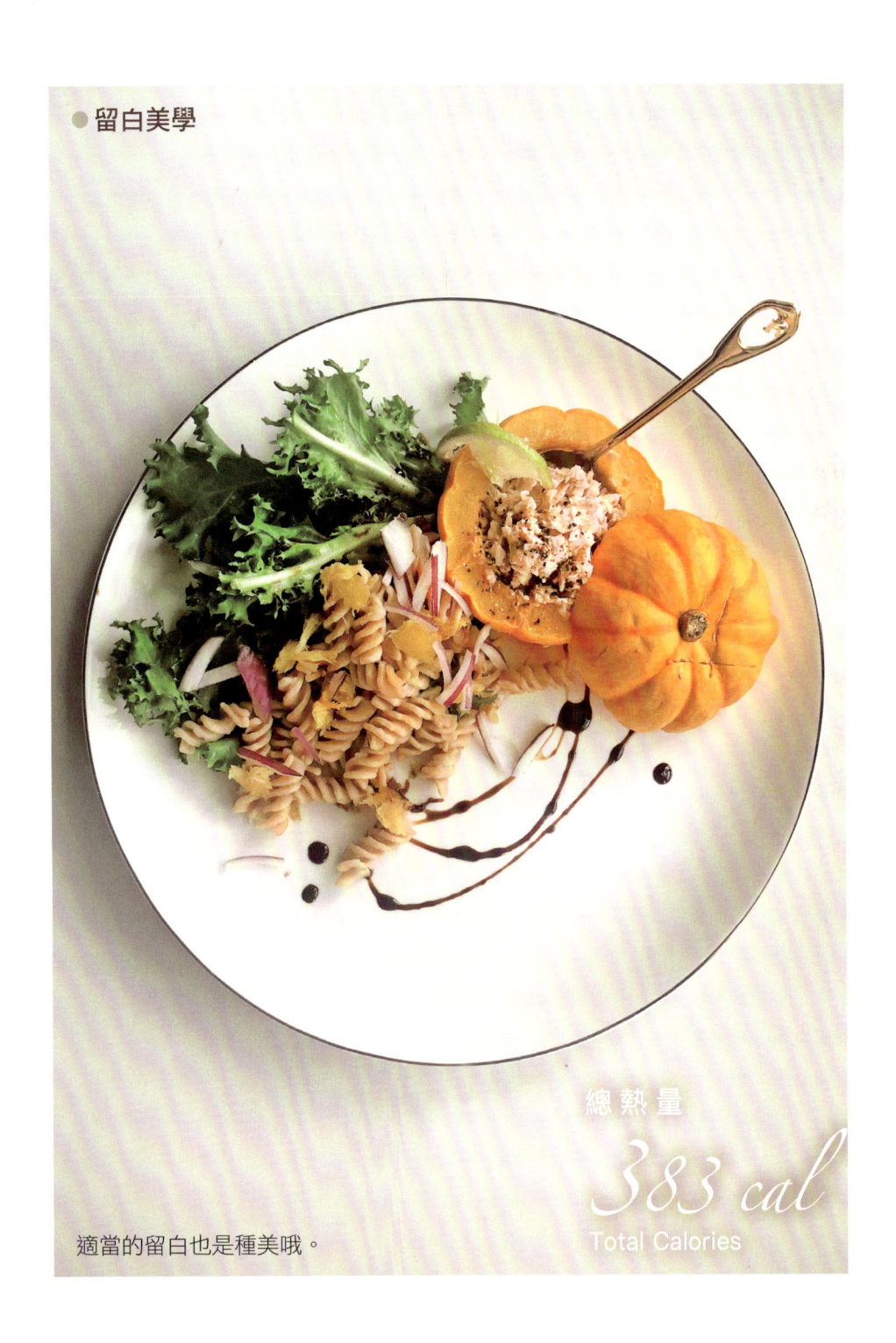

適當的留白也是種美哦。

總熱量
383 cal
Total Calories

Set meal

來做菜吧！

10分鐘搞定午餐 ｜ 搭配燜燒罐湯

前一晚做出 2 道菜，
備好湯食材，
早上只要 2 分鐘，
剩下交給悶燒罐，
午餐時間開罐就有健康好湯。

1 餐份

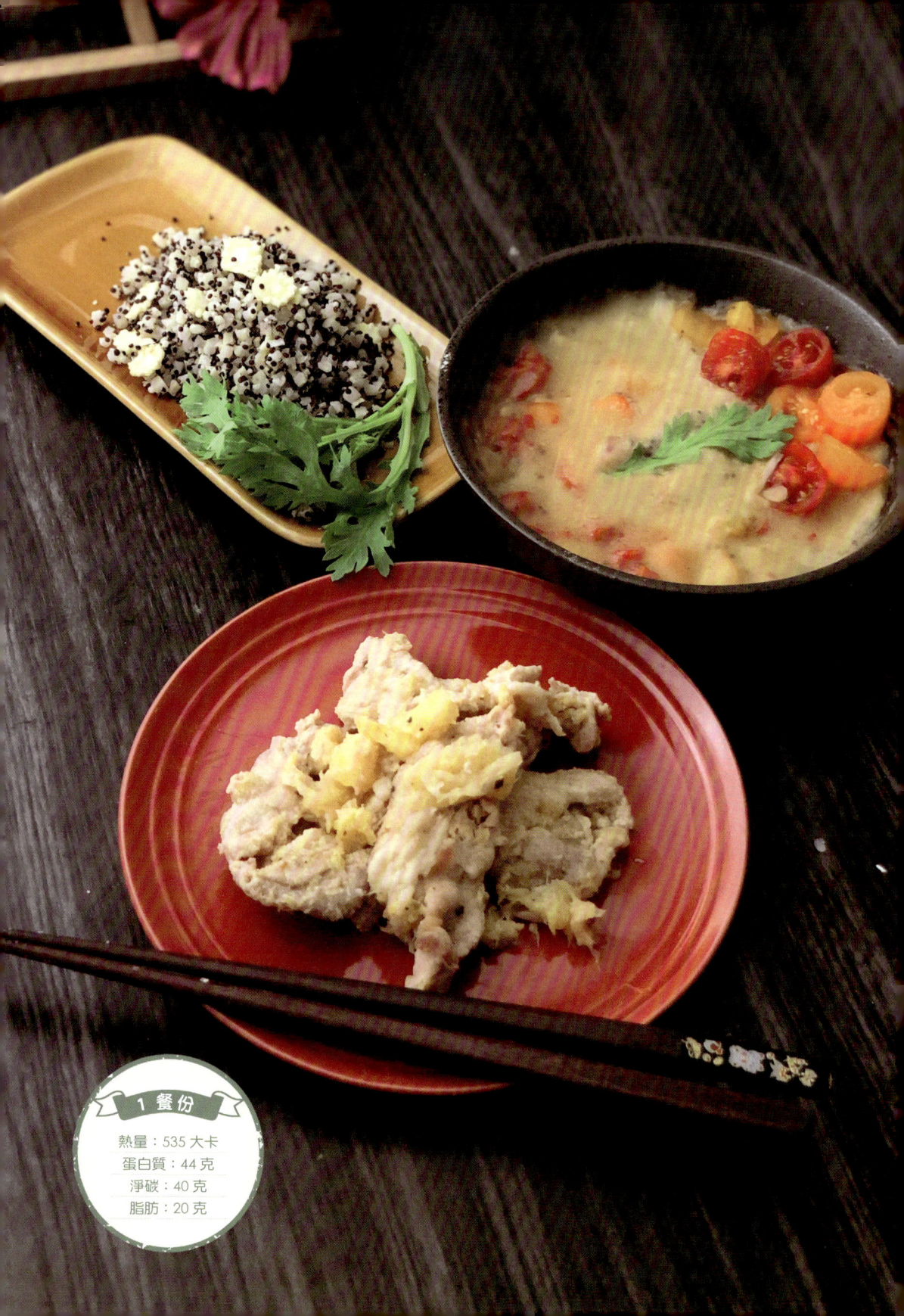

熱量：535 大卡
蛋白質：44 克
淨碳：40 克
脂肪：20 克

香橙肉片 & 鷹嘴豆番茄濃湯 & 玉米筍藜麥飯

Set meal

份量 1人份

🍽 準備器皿

中型玻璃碗 ×2 個
350ml 燜燒保溫罐 ×1 個
微波蓋 ×1 個

● 材料

香橙肉片
豬里肌肉片…150克
柳丁…100克
蒜粉…少許
減鹽醬油…5克
酒…3克
黑胡椒…適量
洋車前子粉…1/2小匙

減醣玉米筍藜麥飯
玉米筍…12克
藜麥…20克
蒜粉…少許
水…40克
白花椰菜米…70克
鹽…少許

鷹嘴豆番茄濃湯
小番茄…20克
鷹嘴豆粉…7克
奇亞籽…3克
無食鹽柴魚昆布粉…5克
鹽…適量

● 料理方式

1. 中型碗型裡將藜麥洗淨至無泡沫，瀝乾再以全火微波2分鐘30秒。
2. 取出藜麥後，加入切丁的玉米筍，混合進減醣飯的材料攪拌。
3. 另一個中型玻璃碗裡，榨出柳丁汁，再混合香橙肉片材料，全火微波2分鐘30秒，製作成濃稠橙醬，最後加入豬里肌肉片攪拌。
4. 先將橙汁豬放進微波爐，加上微波蓋，再疊加上低醣飯，兩層一起全火微波3分鐘。
5. 將小番茄對半切開，再和其他乾粉材料分開裝進耐熱袋或分隔保鮮盒，冷藏備用。
6. 隔日早上 將小番茄全火微波1分鐘，馬上倒進燜燒罐，立即再注入約280ml的熱水，再倒進已混合好的乾粉材料，攪拌，上蓋（適當再加進熱水，讓水位幾乎滿到蓋子），待用餐時再開蓋食用。

> **提醒** 洋車前子粉重量很輕，1/2 小匙只有 1～2 公克，在磅秤上很容易秤不出來，所以用量匙量比較準確。

1 餐份

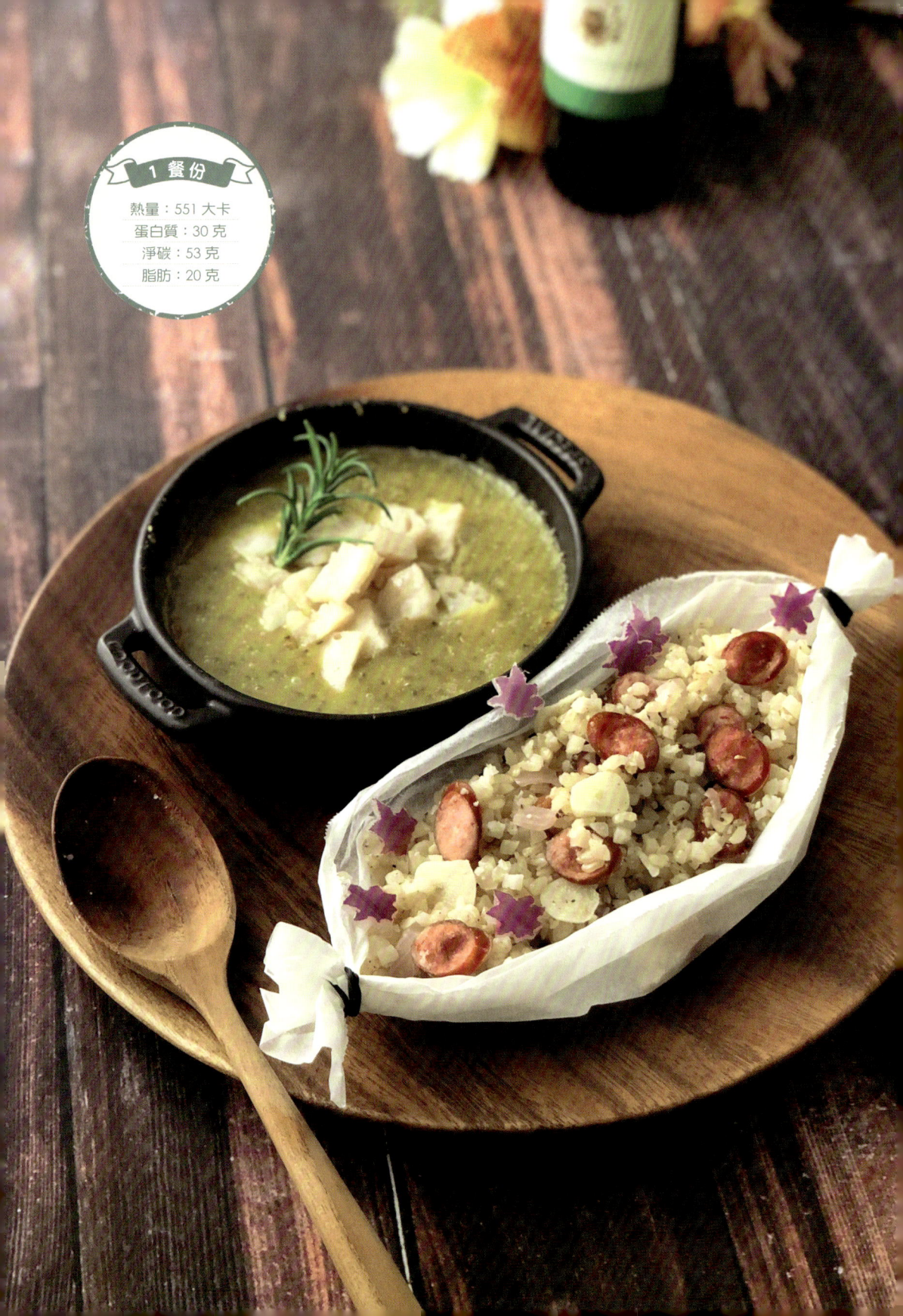

熱量：551 大卡
蛋白質：30 克
淨碳：53 克
脂肪：20 克

白酒香腸炒飯 & 花枝丸南瓜湯

Set meal

份量 1人份

🥣 準備器皿

調理缽 ×1 個
350ml 燜燒保溫罐 ×1 個
微波蓋 ×1 個

● 材料

白酒香腸炒飯
德式香腸⋯25克
蒜片⋯3克
黑胡椒⋯適量
白花椰菜米⋯50克
生糙米⋯40克（需先浸泡）
酪梨油⋯2小匙（可以橄欖油取代）
白酒⋯1大匙
水⋯55克
紫洋蔥⋯10克

花枝丸南瓜湯
花枝丸⋯40克
南瓜粉⋯25克
奇亞籽⋯3克
無食鹽柴魚昆布粉⋯3克
鹽⋯適量
無調味高蛋白乳清⋯15克

● 料理方式

1 在調理缽，將炒飯所有材料攪拌均勻後，蓋上微波蓋，全火微波3分鐘後，再轉為中火微波8分鐘。

2 等待微波同時，將花枝丸切丁，和乾粉材料分開保存在耐熱袋裡或分隔的保鮮盒裡（無調味乳清蛋白粉再獨立分裝）。

3 隔日早上 將花枝丸全火微波30秒，馬上倒進燜燒罐，立即再注入約250ml的熱水，倒進已混合好的乾粉材料，攪拌，上蓋（再適量加進熱水，讓水位幾乎滿到蓋子），待午餐時間開蓋食用時，再加入無調味乳清蛋白粉。

提醒

1 糙米請先浸泡 完成再料理，例如：可於早上出門上班前。（倒入保溫杯加熱水，可縮短浸泡時間）
2 因為香腸所含鈉含量已高，所以燉飯食材不再額外加鹽。
3 若真的沒能購買到白酒，可用少量白葡萄汁＋檸檬汁取代。
4 「花枝丸」雖然為加工品，但市面上仍可以找到添加物較少的花枝丸，成分內容較單純的，即能成為熱量低又能補充蛋白質的好食材。

裝飾小技法

可用造型小洋蔥丁做裝飾（詳見 P.166 常備菜）。

1 餐份

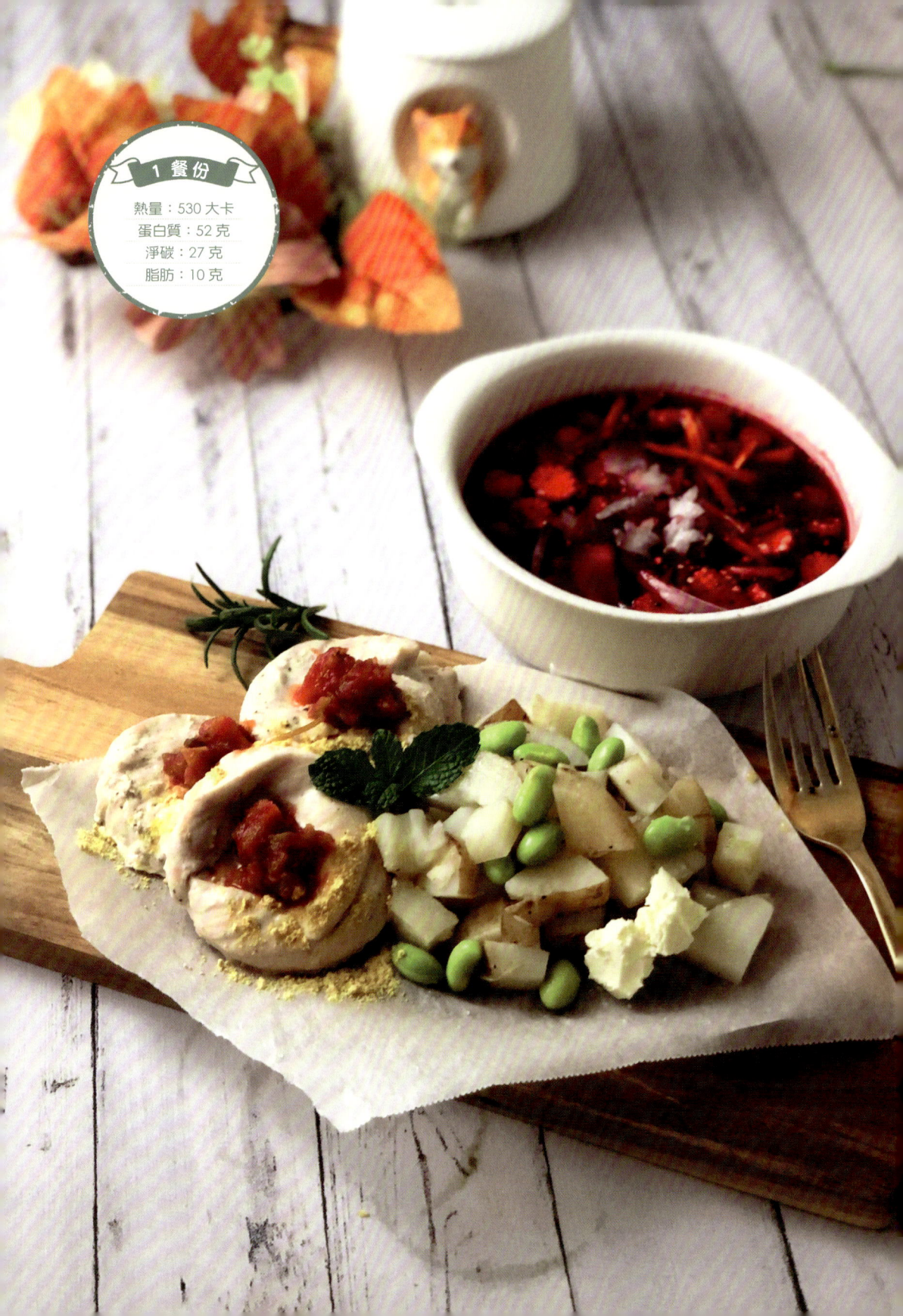

熱量：530 大卡
蛋白質：52 克
淨碳：27 克
脂肪：10 克

莎莎醬優格雞肉捲 + 甜菜根蔬菜湯

份量 1人份

準備器皿

中型玻璃碗 ×2 個　　燜燒罐 350ml ×1 個
中型盤 ×1 個　　　　微波蓋 ×1 個

● 材料

莎莎醬優格雞肉捲
雞胸肉條…150克
黑胡椒…適量
蒜粉…適量
莎莎醬…35克
希臘優格…75克
鹽…適量

毛豆馬鈴薯
毛豆…35克
馬鈴薯…60克
黑胡椒…適量
鹽…適量

甜菜根蔬菜湯
（濕料）
甜菜根粉…12克
無食鹽柴魚昆布粉…2克
鹽…適量
（乾料）
玉米筍…15克
素雞…60克
減鹽醬油…5克
蒜粉…適量

● 料理方式

1. 將雞胸肉、黑胡椒、蒜粉、優格、鹽，在中型玻璃碗裡混合，完成醃製動作，靜置備用。
2. 已挖除芽眼的馬鈴薯覆蓋上沾濕的廚房紙巾後，全火微波1分鐘。
3. 等待同時將洗淨的玉米筍切丁。
4. 馬鈴薯取出，切成碎丁後，在另一個中型碗，混合毛豆，拌上黑胡椒和鹽，靜置備用。
5. 將雞胸肉條分成三等份，在中型盤上，排成三個圓圈，先放進微波爐，蓋上微波蓋，再疊加上毛豆馬鈴薯，全火微波2分鐘30秒。
6. 等待微波同時，將素雞切片混合玉米筍及減鹽醬油，再另外將無食鹽柴魚昆布粉、甜菜根粉、鹽、蒜粉混合，乾料和濕料分開保存在在耐熱袋裡或分隔的保鮮盒裡。
7. 取出雞胸肉，將肉汁淋在馬鈴薯上攪拌，再淋上莎莎醬在雞胸肉圈。
8. **隔日早上** 將素雞和玉米筍全火微波1分鐘，馬上倒進燜燒罐裡，立即再注入約300ml的熱水，倒進已混合好的乾粉材料，攪拌，上蓋（適當再加進熱水，讓水位幾乎滿到蓋子），待午餐時間再開蓋食用。

提醒

1. 素雞可用凍豆腐取代。
2. 若是偏好軟爛口感的馬鈴薯，可切成更細丁狀，加入多點水分微波。
3. 可依喜好撒入適量薑黃粉，如此能增色也添味。
4. 可選擇將少量奶油乳酪加進毛豆馬鈴薯裡。

1 餐份

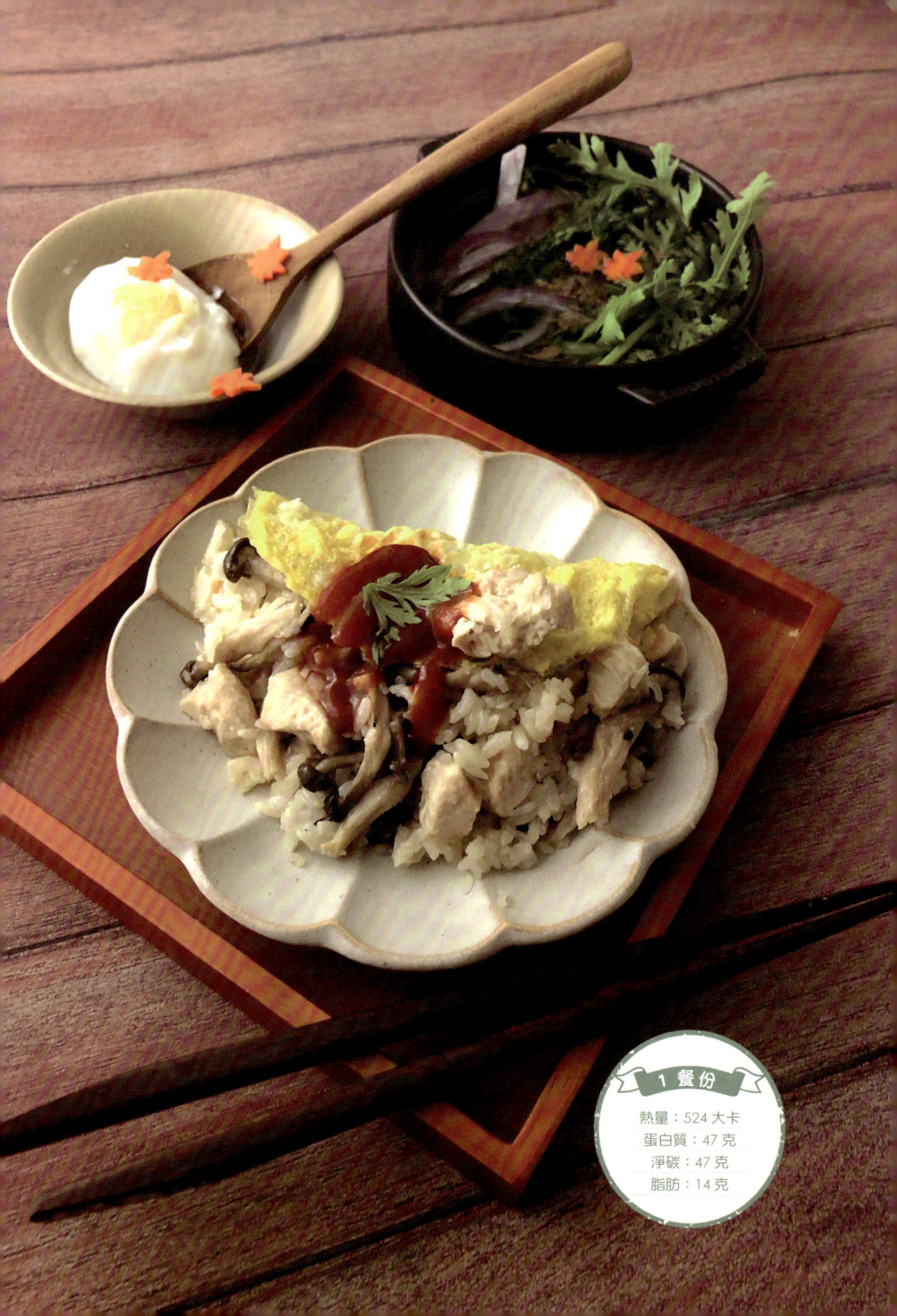

熱量：524 大卡
蛋白質：47 克
淨碳：47 克
脂肪：14 克

香菇雞炊飯＋山筒蒿蛋包湯

Set meal

份量：1人份

🥣 準備器皿

中型盤 ×1 個
調理缽 ×1 個
微波蓋 ×1 個
烘焙紙

● 材料

香菇雞炊飯
米⋯50克
水⋯25ml
處理過的蒟蒻米⋯120克
（請參考P.166常備菜）
鴻喜菇⋯30克
雞胸肉⋯120克
減鹽醬油⋯5克
鹽⋯適量
老薑粉⋯1小匙

蛋包
雞蛋⋯1顆
低卡減鈉番茄醬⋯3小匙

山筒蒿蛋包湯
雞蛋⋯1顆
紫洋蔥⋯15克
山筒蒿⋯30克
無食鹽柴魚昆布粉⋯2克
鹽⋯適量

● 料理方式

1. （白米需先浸泡十分鐘以上），將香菇雞炊飲的材料在調理缽裡攪拌均勻，蓋上微波蓋，全火微波4分鐘。
2. 等待微波同時，在中型盤上先舖上烘焙紙，再加入一顆雞蛋並打散，靜置備用。
3. 紫洋蔥切成絲，洗淨的山筒蒿切成段。
4. 將步驟1的加熱食材，再次全火微波4分鐘。
5. 將步驟2裝有蛋液的中型盤，中火微波1分鐘。
6. 把紫洋蔥和山筒蒿混合成濕料，把無食鹽柴魚昆布粉和鹽混合成乾料，將乾料和濕料分別保存在耐熱袋裡或分隔的保鮮盒裡。
7. 把步驟5的蛋皮，覆蓋在香菇燉飯上，加上低卡減鈉番茄醬3小匙。
8. `隔日早上` 將紫洋蔥和山筒蒿全火微波1分鐘，馬上倒進燜燒罐裡，立即再注入約200ml的熱水，倒進已混合好的乾粉材料，攪拌，打入雞蛋一顆，上蓋（適當再加進熱水，讓水位幾乎滿到蓋子），待午餐時間再開蓋食用。

提醒 鴻喜菇可用其他菇類取代，例如：金針菇、杏鮑菇。

1 餐份

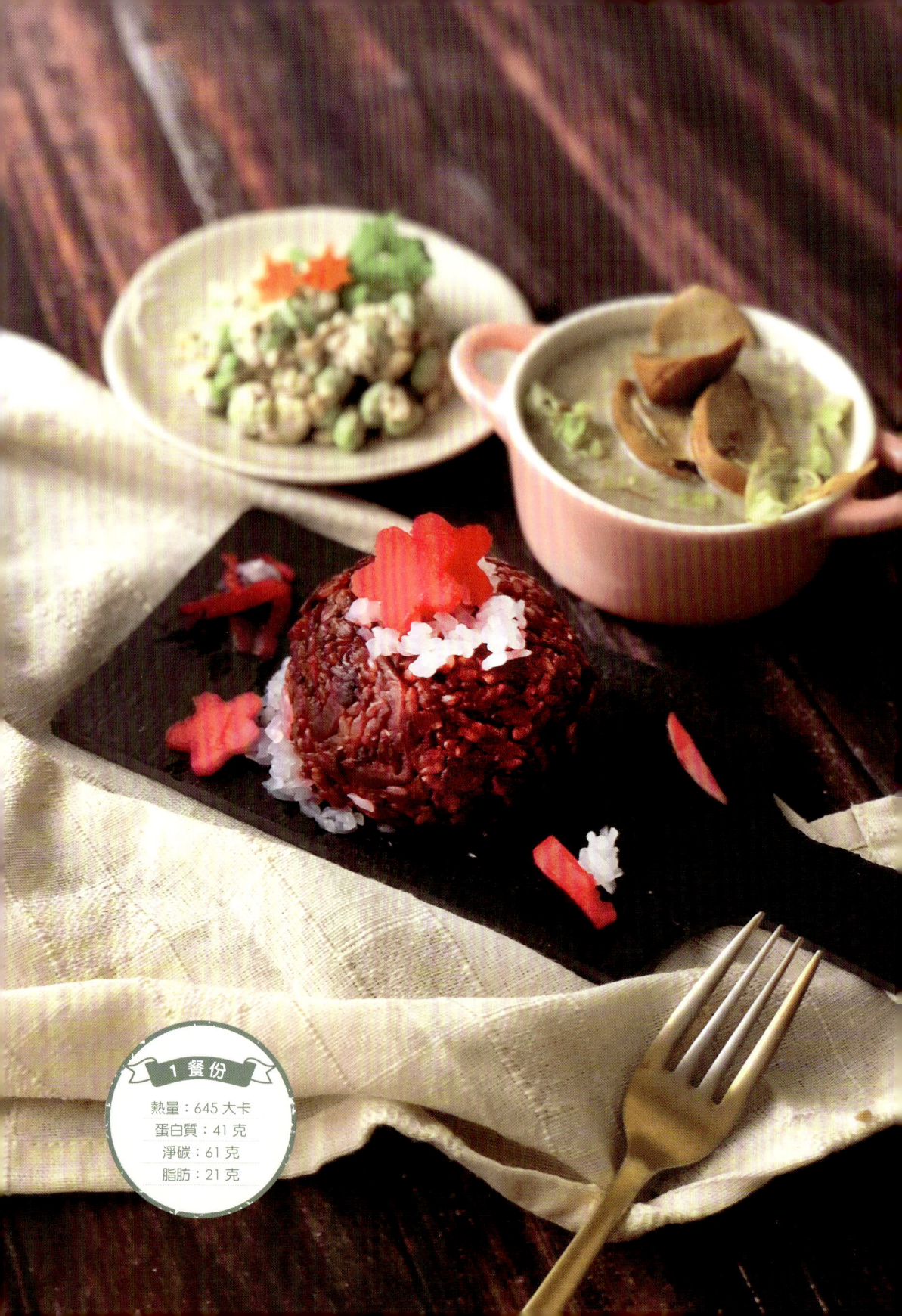

熱量：645 大卡
蛋白質：41 克
淨碳：61 克
脂肪：21 克

甜菜根白酒起司燉飯＋優格鷹嘴豆素雞沙拉＋素雞高麗菜黑豆漿湯

Set meal

份量 1人份

準備器皿

中型玻璃碗 ×2 個

● 材料

優格毛豆沙拉
素雞…30克
毛豆…40克
柴魚片…適量
薑粉…1小匙
減鹽醬油…1小匙
希臘優格…30克

高麗菜黑豆漿湯
高麗菜…20克
減鹽醬油…2小匙
黑豆漿…250ml
水…50ml
無食鹽柴魚昆布粉…2克
柴魚片…適量
素雞丁、毛豆…適量

甜菜根白酒起士燉飯
紫洋蔥…30克
糙米…40克（需先浸泡）
處理過的蒟蒻米…60克
（參考P.167）
酪梨油…5克
（可用橄欖油取代）
白酒…2大匙
水…150ml
椰漿粉…3克
帕瑪森起士粉…4克
甜菜根粉…15克
黑胡椒…適量
鹽…適量
洋車前子粉…1小匙

● 料理方式

1. 先將素雞丁和毛豆切成細丁後，在中型碗裡先微波1分鐘。
2. 等待同時，將紫洋蔥切丁。
3. 另一個中型玻璃碗裡，混合紫洋蔥、糙米、蒟蒻米、酪梨油，全火微波2分鐘（糙米可於前一晚或早上出門前，先浸泡著）。
4. 等待同時，將椰漿粉、帕瑪森起士粉、甜菜根粉、黑胡椒、鹽、洋車前子粉在耐熱袋裡混合均勻備用。
5. 取出步驟2的加熱食材，加入白酒和水，再全火微波3分鐘。
6. 等待同時，將洗淨的高麗菜切段備用。
7. 取出步驟5的已揮發酒精的糙米飯，加入步驟4混合的材料，全火微波1分鐘。
8. 在耐熱袋裡，混合高麗菜、柴魚片、減鹽醬油、黑豆漿、無食鹽柴魚昆布粉，冷藏備用。
9. 取出步驟7的燉飯，攪拌均勻。
10. **隔日早上** 將準備黑豆漿湯包全火微波2分鐘，倒進燜燒罐，攪拌，上蓋（若水位不夠滿，再加進熱水滿到蓋子高度），待午餐時間再開蓋食用。

> **裝飾小技法** 可用染色的醃白蘿蔔點綴色彩（請參考 P.166 的常備菜）。

> **提醒** 素雞可用天貝取代，黑豆漿可用無糖杏仁奶取代。

1 餐份

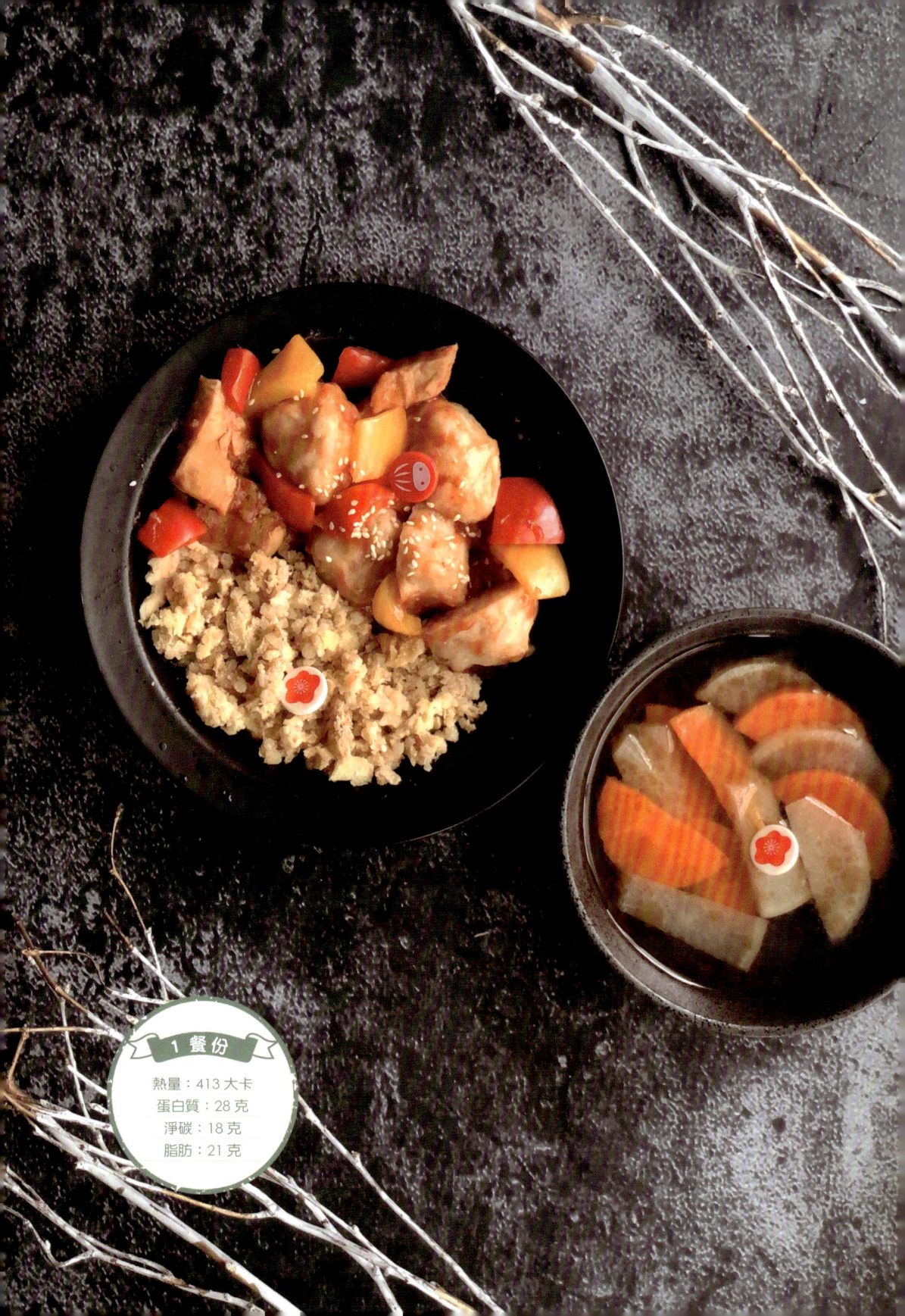

熱量：413 大卡
蛋白質：28 克
淨碳：18 克
脂肪：21 克

糖醋花枝丸＋辣麻油蘿蔔湯

Set meal

份量 1人份

🥣 準備器皿

中型玻璃碗 ×2 個
耐熱袋 ×1 個
燜燒罐 ×1 個

● 材料

糖醋花枝丸
花枝丸⋯100克
水⋯50克
羅漢果糖⋯8克
低卡減鈉番茄醬⋯29克
（可用莎莎醬取代）
凍豆腐⋯40克
黃椒⋯30克
紅椒⋯30克
洋車前子粉⋯5克
米醋⋯12克

豆腐白花椰菜飯
凍豆腐⋯60克
白花椰菜飯⋯65克
減鹽醬油⋯3克
洋車前子粉⋯3克
黑胡椒⋯適量
無食鹽柴魚昆布粉⋯1小匙
無糖魚露⋯4克
鹽⋯適量

辣麻油蘿蔔湯
白蘿蔔⋯50克
紅蘿蔔⋯30克
麻油⋯4克
辣麻油⋯2克
無食鹽柴魚昆布粉⋯2克
鹽⋯適量

● 料理方式

1. 在一個中型玻璃碗內，將解凍之後的凍豆腐，用力擠壓出水分，加入豆腐白花椰菜飯所需的材料，全火微波2分鐘。

2. 等待微波同時，將水、羅漢果糖、低卡減鈉番茄醬在另一個中型碗裡攪拌均勻，全火微波1分鐘製成糖醋醬。

3. 等待微波同時，將每個花枝丸以十字切分成四等份，紅椒和黃椒切成塊狀。

4. 將花枝丸、紅椒、黃椒，拌入步驟2的糖醋醬裡，攪拌均勻。

5. 將洋車前子粉和水30克混合，加入步驟3的花枝丸，快速攪拌並全火微波30秒後，再用湯匙拌炒。

6. 將步驟5重覆2次，才算完整拌炒成功。

7. 將白蘿蔔、紅蘿蔔切成片狀之後，在耐熱袋裡面拌入麻油和辣麻油，再獨立將無食鹽柴魚昆布粉分裝成一袋。（分裝技法請參考P.169）

8. 將步驟1的豆腐白花椰菜飯攪拌均勻。

9. 隔日早上 將醃製好的辣麻油蘿蔔湯濕料全火微波1分鐘，馬上倒進燜燒罐裡，立即再注入約300ml的熱水，倒進無食鹽柴魚昆布粉和鹽，攪拌，上蓋（若水位不夠滿，再適當加入使之幾乎滿到蓋子），待午餐時間再開蓋食用。

裝飾小技法
1. 可撒上少許白芝麻在花枝丸上，增加配色之外也增味。
2. 可用小道具例如：現成造型牙籤，增加色彩和造型。

Set meal

來做菜吧！

30分鐘料理2份午餐便當

超高效率完成 2 份高飽足感便當，
省下更多時間好好運動，
高效又美味，讓人以為你是佛系瘦身。

1 餐份

熱量：458 大卡
蛋白質：36 克
淨碳：45 克
脂肪：10 克

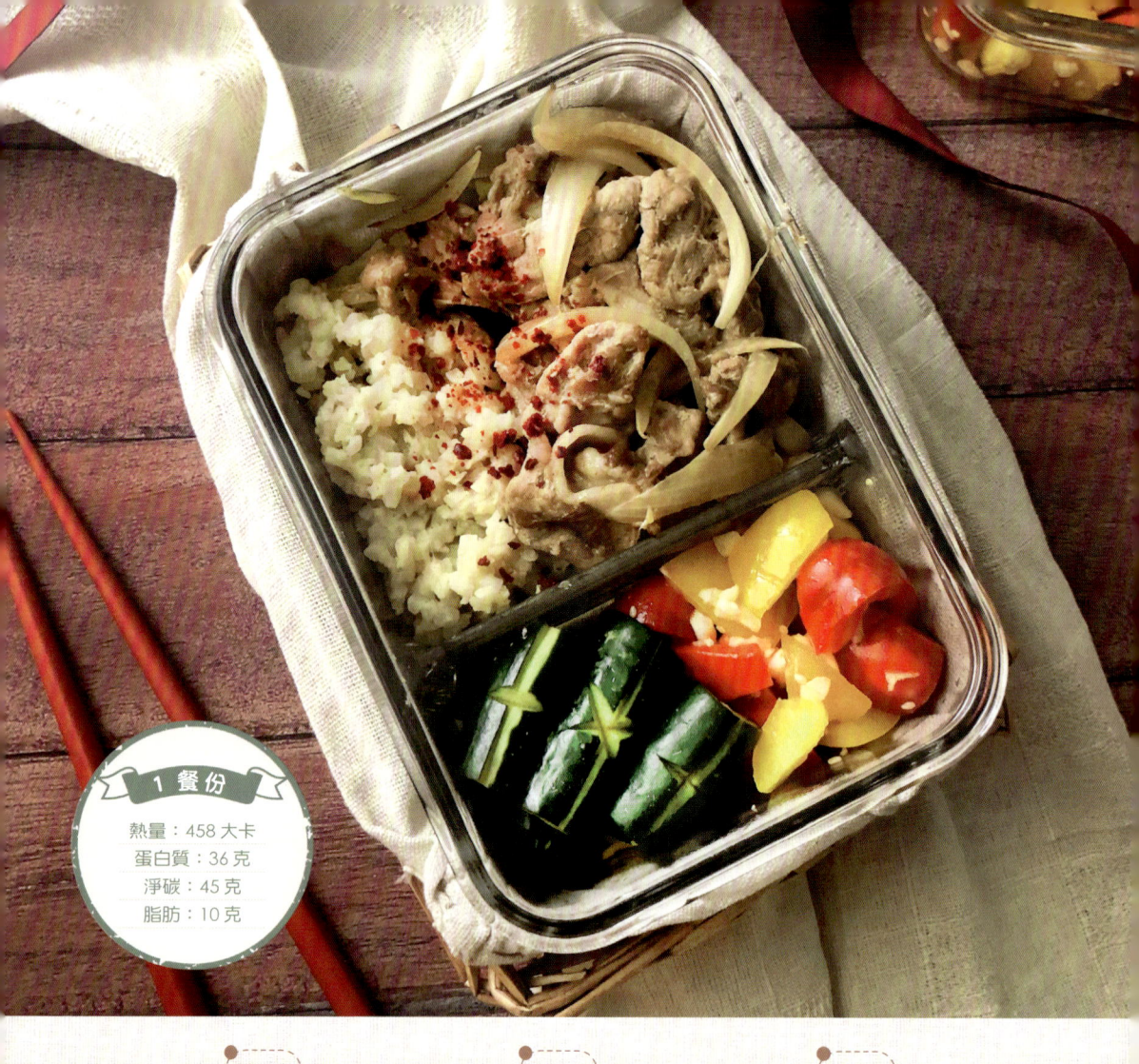

裝飾小技法

1. 小黃瓜有三種劃花方式如下圖。
2. 豬肉片可再加上一些韓式辣粉，增色也增味。

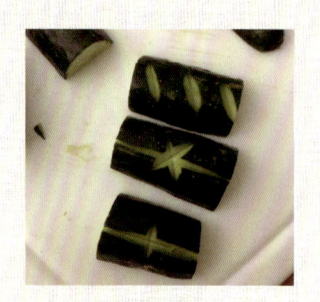

提醒

1. 建議準備分隔的便當盒，涼拌菜色和熱食菜色風味較不會互相影響。
2. 洋蔥先泡水，切絲的時候，較不易刺激眼鼻。
3. 白花椰菜米若是冷凍的，先中火微波一分鐘退冰。
4. 白花椰菜米可用蒟蒻米做取代（可參考 P.167，常備蒟蒻米做法）。
5. 購買里肌肉時，選購火鍋肉片的薄度，可以有效省下醃製入味與受熱的時間。

營養小知識

1. 相較於豬梅花肉片，里肌肉片每一百克少掉 100 卡的熱量，蛋白質含量也較高是較優質的選擇。
2. 小黃瓜富含「鉀」，能達到利尿與消除浮腫的作用，其中「黃瓜酶」的活性，能有效促進新陳代謝。
3. 小黃瓜和紅椒都有高含量的維生素 C，且熱量極低。
4. 紅椒搭配酪梨油，更能提高胡蘿蔔素的攝取和吸收。

🍲 準備器皿

中型玻璃碗 ×2 個
調理缽 ×1 個
大型瓷盤 ×1 個
微波蓋 ×1 個
便當盒 ×2 個

薑燒豬肉便當

Set meal

份量 2 人份

● 材料

薑燒豬肉
豬里肌肉片…200克
減鹽醬油…25克
鹽…3克
酒…10克
老薑粉…8克
洋車前子粉…1克
洋蔥…100克
無食鹽柴魚昆布粉…2克

醃紅椒
紅椒…100克
黃椒…100克
蒜頭…8克
白芝麻…2克
酪梨油…1克（或橄欖油）
鹽…2克

醋醃小黃瓜
小黃瓜…90克
米醋…10克
羅漢果糖…5克
減鹽醬油…4克
老薑粉…少許
鹽…2克

低醣花椰菜飯
鷹嘴豆粉…90克
洋車前子粉…3克
白花椰菜米…150克
鹽…3克
黑胡椒…適量

● 料理方式

1. 拿調理缽，洋蔥先剖半泡入水裡。
2. 紅椒和黃椒洗淨切丁後，用廚房紙巾輕輕壓乾，放入中型玻璃碗，再全火微波30秒，讓表面水分除去，再加鹽稍微抓一下，靜置。
3. 拿另一中型玻璃碗，小黃瓜剖半去籽，再重覆如步驟2的一樣的動作。
4. 洋蔥瀝掉水順著紋理切絲，以環狀平舖用在大瓷盤上（如附圖1）。
5. 調理缽裡，豬里肌片拌入所有材料。
6. 一樣以環狀平均堆疊在洋蔥上（如附圖2）。
7. 調理缽裡，混合白花椰菜米、鹽和鷹嘴豆粉，最後再加洋車前子粉。
8. 將調味的白花椰菜米，用湯匙壓成中空的圓圈狀（如附圖3），為了使之受熱更均勻。
9. 洋蔥豬肉片先放進微波爐加上蓋子，再把白花菜飯疊加在蓋子上（如附圖4）。
10. 上下層同時全火微波3分鐘30秒，取出後趁熱先攪拌薑燒豬肉，一半的豬肉湯汁，倒入白花椰菜飯再次攪拌。
11. 在2個中型碗內，注入滾過的溫水再瀝乾，去洗淨掉小黃瓜和甜椒的鹽水，小黃瓜混合所有醃料，紅椒黃椒混合所有醃料，將以上調理完成食材，對半成兩等份擺盤進便當盒裡，完成。

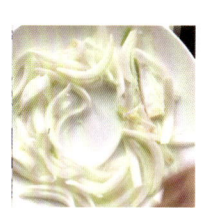

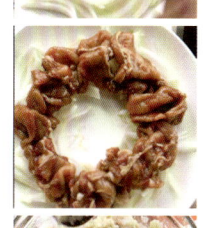

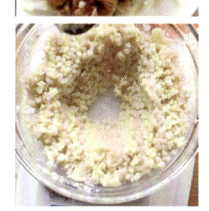

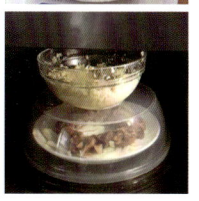

1 餐份

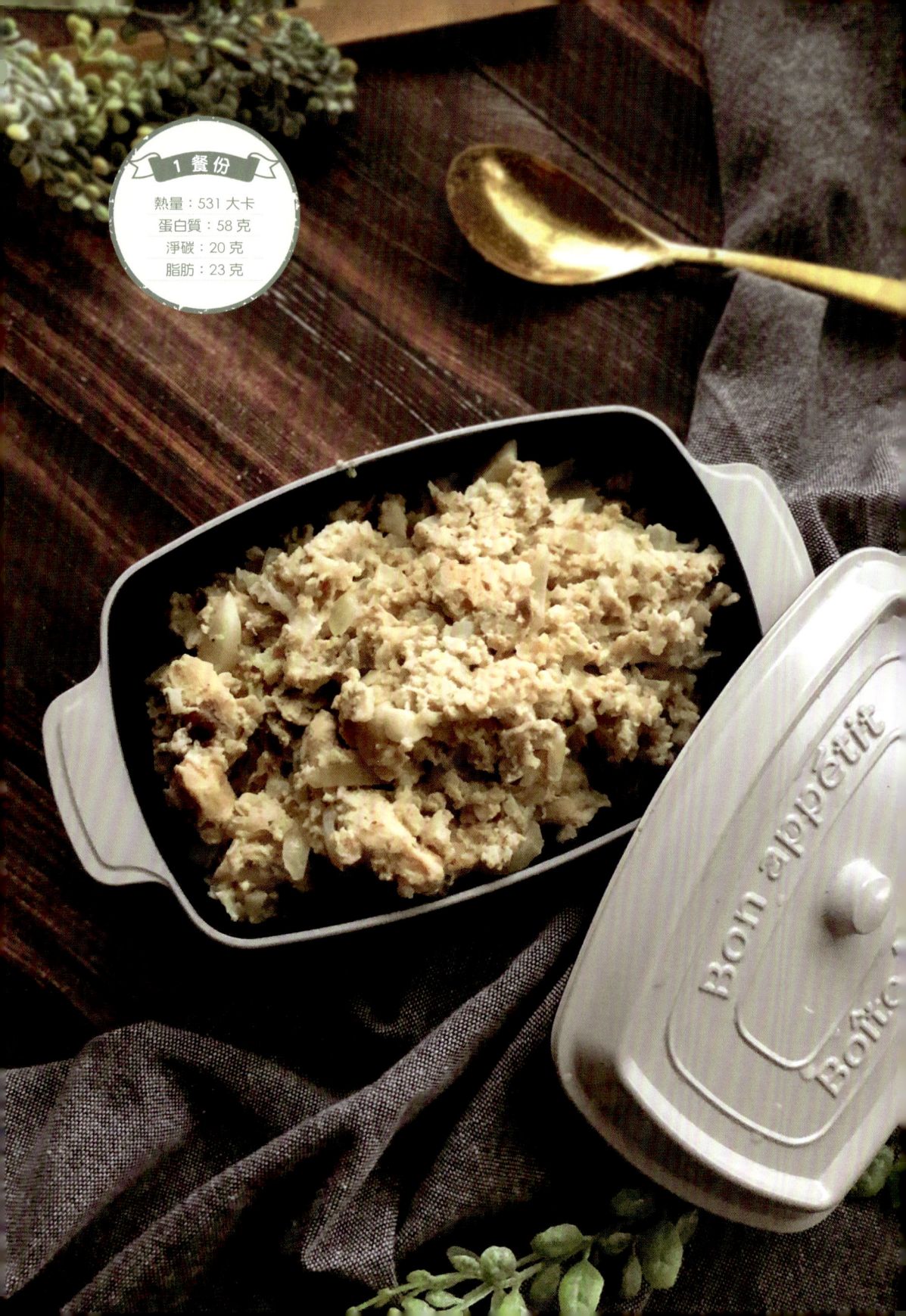

熱量：531 大卡
蛋白質：58 克
淨碳：20 克
脂肪：23 克

奶醬雞肉燉飯（無乳糖）

Set meal

份量 2人份

準備器皿
調理缽 ×1 個
便當盒 ×2 個

● 材料
無麩質燕麥…40克
雞胸肉…200克
洋蔥…100克
白花椰菜米…160克（可用蒟蒻米取代）
椰漿粉…6克
奧勒岡葉…適量（可選擇性不加）
無調味分離乳清…36克
帕瑪森起士粉…50克
無糖豆漿…400克
鹽…5克
蒜頭…3瓣
黑胡椒…適量

● 料理方式
1. 洋蔥最先對切，泡水，再將雞胸肉、洋蔥、蒜頭切丁或切成細末。
2. 除了豆漿先保留150克，調理缽裡混合所有材料，大火微波5分鐘。
3. 取出攪拌，拌入剩下的150克豆漿。
4. 再全火微波10分鐘，充分攪拌。
5. 將以上調理完成食材，對半成兩等份擺盤進便當盒，完成。

提醒
1. 洋蔥先泡水，切的時候，較不易刺激眼鼻。
2. 洋蔥若選擇紫洋蔥，整體甜味會更明顯。
3. 若希望口感更濃稠，可再加入 3 克洋車前子粉。

營養小知識
1. 利用椰漿粉能避免乳糖不耐症問題，若沒有此相關問題，可用牛奶取代。
2. 若本身食用黃豆會容易脹氣體質，可用黑豆漿或無糖杏仁奶取代。

1 餐份

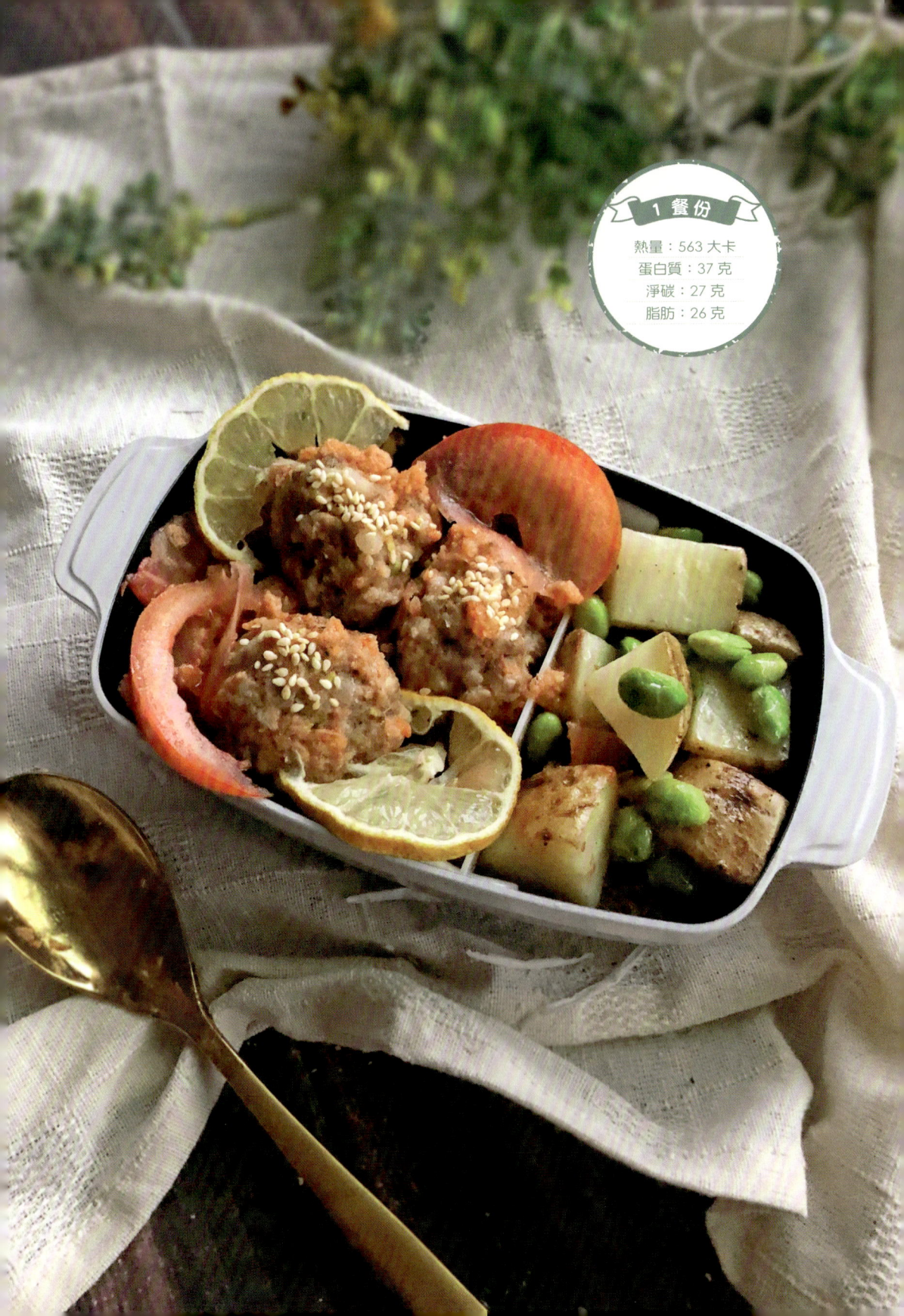

熱量：563 大卡
蛋白質：37 克
淨碳：27 克
脂肪：26 克

番茄燉高蛋白豬肉丸

Set meal

份量 2人份

準備器皿

中型玻璃碗 ×1 個　　微波蓋 ×1 個
大瓷盤 ×1 個　　　　便當盒 ×2 個
調理缽 ×1 個

● 材料

肉丸
白花椰菜米⋯200克（可用蒟蒻米取代）
洋車前子粉⋯3克
黃豆芽⋯90克（可用蓮藕）
瘦豬絞肉⋯300克（可用牛里肌取代）
黑胡椒⋯2克
鹽⋯2克
老薑粉⋯1小匙
酒⋯2克
萊姆切片⋯2～3片

番茄醬汁
牛番茄⋯50克
奶油乳酪⋯35克
椰漿粉⋯3克
蒜頭⋯2瓣
鹽⋯3克

馬鈴薯拌毛豆
毛豆⋯20克
馬鈴薯⋯200克（可用鷹嘴豆取代）
黑胡椒⋯適量
鹽⋯適量

● 料理方式

1. 黃豆芽洗淨後用廚房紙巾稍微壓乾，切成細丁，平鋪在大瓷盤上，再全火微波2分鐘。
2. 把番茄醬汁材料的番茄切丁（先保留一些切成片狀，做最後裝飾用）。
3. 調理缽裡拌入所有燉肉丸材料，再加入步驟1的黃豆芽丁，最後再加洋車前子粉，靜置一下。
4. 馬鈴薯切丁，放入中型玻璃碗，加入毛豆，混合所有材料。
5. 把步驟3的肉糰分成六等份的肉丸，環狀分佈在大瓷盤上，大火微波1分鐘。
6. 取出肉丸和所有番茄醬汁材料一起放回調理缽裡。
7. 番茄泥肉丸先放入微波爐，蓋上微波蓋，把毛豆馬鈴薯疊加在微波蓋上，上下層同時中火微波8分鐘。
8. 取出所有料理，將肉丸湯汁淋在毛豆馬鈴薯上，攪拌。
9. 將以上調理完成食材，對半成兩等份擺盤進便當盒，最後放上萊姆片，完成。

裝飾小技法
1. 生番茄片可以裝飾在肉丸周圍。
2. 萊姆片不只可以增色也能解膩。

提醒
1. 馬鈴薯保留皮的部分，可增加纖維質，但芽眼一定要挖掉。
2. 馬鈴薯切丁狀越小塊，就越能吸收進肉汁味道。

營養小知識
1. 馬鈴薯含有抗性澱粉，有助於降低脂肪的儲存。
2. 毛豆含蛋白質量高，取代成主食例如飯麵，能降低 GI 值之外又能補充到蛋白質。

1 餐份

熱量：415 大卡
蛋白質：26 克
淨碳：45 克
脂肪：13 克

裝飾小技法

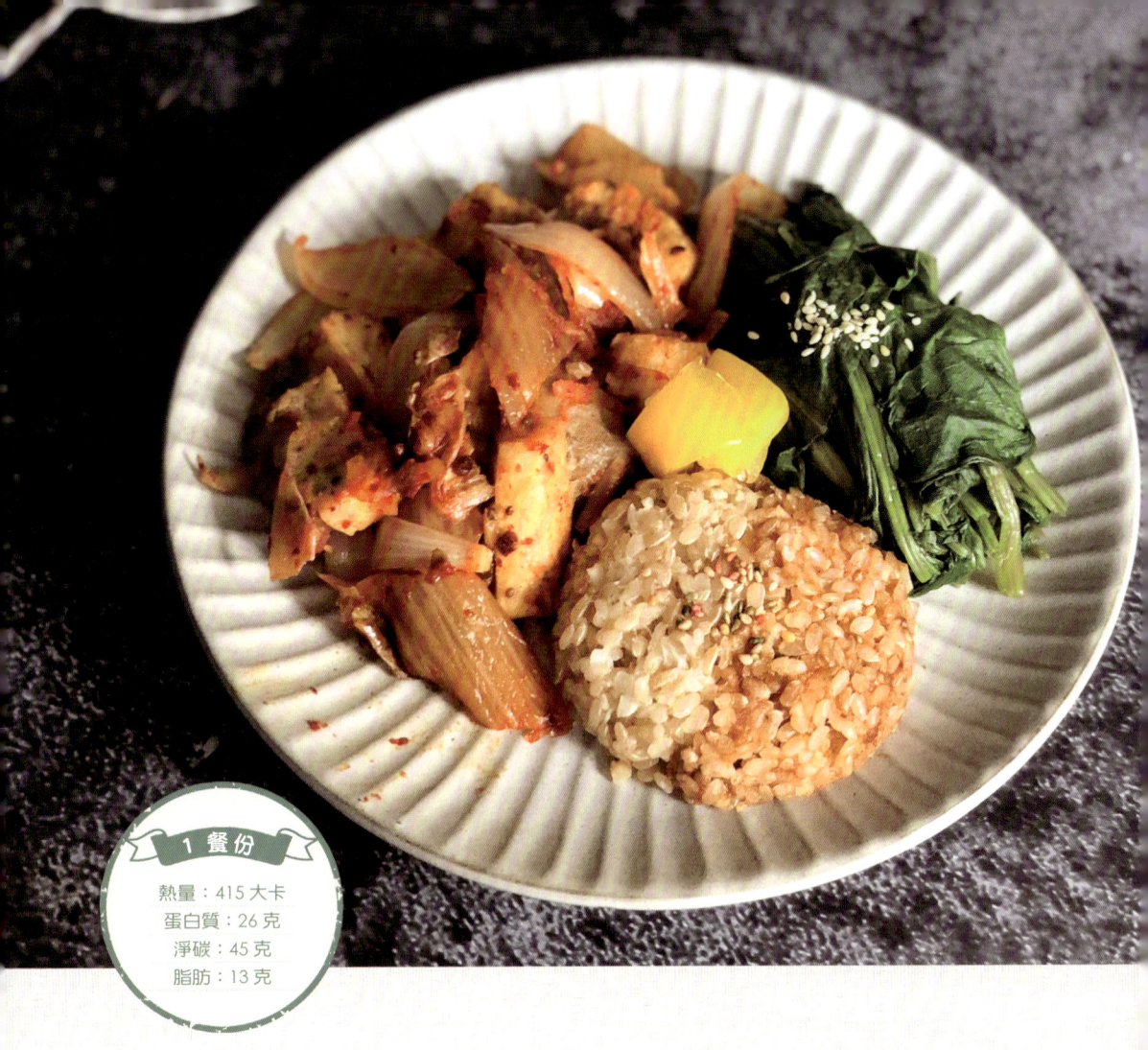

1. 如果時間上允許，在捏飯糰過程，可將其中一半，加入 2 克南瓜粉和少許減鹽醬油染色，再捏合成雙色飯糰。
2. 可加入黃椒在正中間當做裝飾。

提醒

1. 菠菜微波後要儘快瀝掉水，才不會浸泡發黃。
2. 洋車前子粉若遇熱結塊速度很快，所以建議先將凍豆腐沖冷水處理。
3. 糙米所需浸泡時間很長，可以於早上出門上班前先浸泡著，或許放入燜燒罐加熱水浸泡，浸泡時間可以減短非常多。
4. 糙米要加入洋車前子時，請分次均勻撒上一邊攪拌，才不會結塊。

營養小知識

如果黃豆會過敏或脹氣等不適，可用蒟蒻塊取代凍豆腐。

韓式辣炒偽年糕＋減醣烤糙米飯糰

Set meal

份量 2人份

🍽 準備器皿

中型玻璃碗 ×2 個
大瓷盤 ×1 個
調理缽 ×1 個
微波蓋 ×1 個
小型耐熱袋 ×1 個
便當盒 ×2 個

● 材料

辣偽年糕
（材料A）
凍豆腐⋯150克
洋車前子粉⋯7克
鷹嘴豆粉⋯10克（或杏仁粉）
無食鹽柴魚昆布粉⋯6克
無糖魚露⋯8克
奇亞籽⋯3克
水⋯100克

（材料B）
洋蔥⋯100克
酪梨油⋯5克
韓式辣粉⋯4克
泡菜⋯50克
減鹽醬油⋯5克
羅漢果糖⋯5克
辣味胡麻油⋯2小匙
鹽⋯3克
水煮鮪魚⋯90克

糙米烤飯糰
（材料C）
處理過的蒟蒻米⋯150克
浸泡過的糙米⋯120克
減鹽醬油⋯3克
老薑粉⋯1克
洋車前子粉⋯5克
鹽⋯適量

麻油菠菜
菠菜⋯150克
麻油⋯2小匙
鹽⋯適量

● 料理方式

1. 中型玻璃碗裡，凍豆腐全火微波1分鐘解凍，取出用力壓出水分，沖冷水，再壓扁把水瀝掉。
2. 另一個中型玻璃碗裡，糙米和蒟蒻米加入240克的水，蓋上微波蓋，全火微波5分鐘後，攪拌一下再轉中火連續微波12分鐘。
3. 等待糙米微波時，將所有材料A混入調理缽，再將步驟1瀝乾的凍豆腐倒入後，用湯匙壓，將醬汁吸收進每一塊凍豆腐裡，製作成偽年糕後，再以環狀方式平鋪在大瓷盤上，靜置（附圖1）。
4. 把洋蔥切絲，放入中型玻璃碗裡，把水煮鮪魚罐頭瀝水，和材料B攪拌均勻，倒入裝有偽年糕的大瓷盤正中央，靜置備用。
5. 把菠菜洗淨切段，放入中型玻璃碗內加入100克的水和適量的鹽。
6. 取出微波後的糙米蒟蒻，微波爐換放入步驟4的辣炒偽年糕，全火微波3分鐘。
7. 等待微波同時，糙米蒟蒻加入材料C快速攪拌，稍微放冷，放進耐熱袋裡壓成飯糰後，舖在耐熱袋上，表面刷上一點減鹽醬油。
8. 微波爐好的偽年糕攪拌一下，保留在微波爐內，蓋上微波蓋後，再疊上步驟6捏好的飯糰，上下層同時全火微波5分鐘（附圖2）。
9. 取出微波完成的偽年糕和飯糰，準備好的菠菜全火微波1分鐘。
10. 菠菜瀝掉水，壓成柱狀，淋上少許麻油（選擇性撒上一點白芝麻）。
11. 將以上調理完成食材，對半成兩等份擺盤進便當盒，完成。

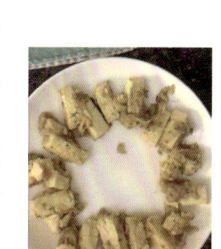

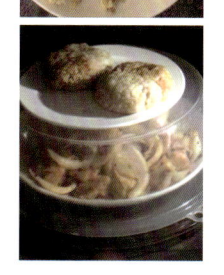

1 餐份

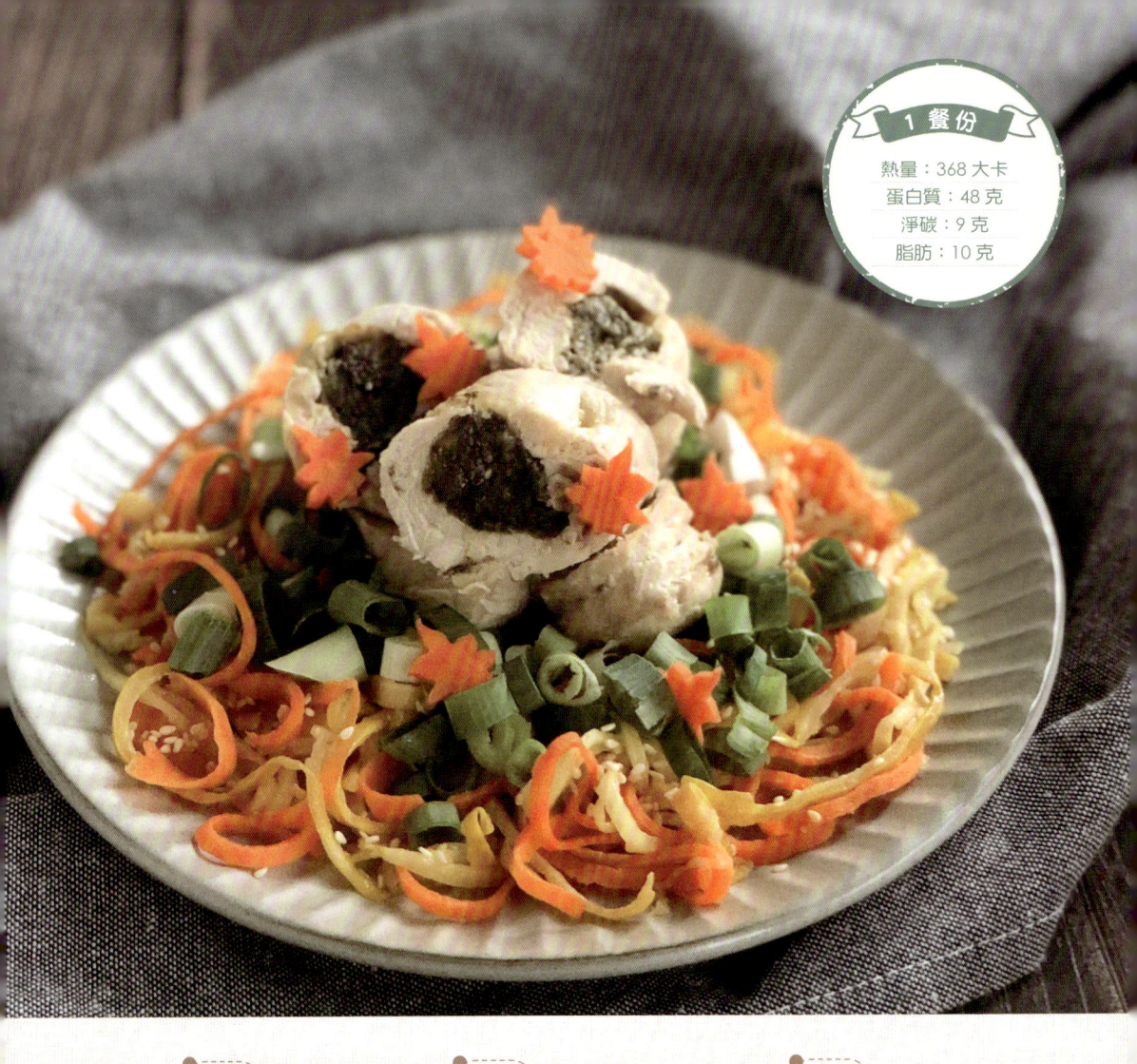

熱量：368 大卡
蛋白質：48 克
淨碳：9 克
脂肪：10 克

裝飾小技法

在雞肉捲可以點綴上楓葉型紅蘿蔔片（參考 P.166 常備菜紅蘿蔔）。

提醒

1. 櫛瓜麵不再加熱，原因是隔日午餐時間再次微波過後，熟度才會適中。
2. 因為櫛瓜和紅蘿蔔在用蔬果削皮器削成麵體時，頭尾兩部分，還有芯的部分，較不易削成完整麵條形狀，所以建議在選購時，重量盡量大於此食譜上所建議的公克重量。
3. 雞胸肉條形狀較不規則，捲起來時容易有空隙，會建議捲之前先切入少部分的雞肉丁，在捲起來後，用碎肉丁去填上空隙。

營養小知識

1. 剝皮辣椒的熱量極低，風味又十足，是製作健身餐非常好的醬料。
2. 櫛瓜熱量極低，取代一般麵類能減去極大量的碳水化合物份量，又能攝取到高纖維，增加許多飽足感。
3. 剝皮辣椒在製程上，也會加速脂溶性維生素的釋出，例如維生素 A 和維生素 E。

剝皮辣椒起司雞肉捲＋櫛瓜麵

Set meal

份量 2人份

🥣 準備器皿

大瓷盤 ×1 個　　蔬果削筆器 ×1 個
保鮮膜 ×1 個　　50～100ml 密封盒（可用耐熱袋取代）×2 個
調理缽 ×1 個　　便當盒 ×2 個

● 材料

雞肉捲
雞胸肉…300克（可用豬里肌肉片取代）
剝皮辣椒（不包含湯汁）…80克
乳酪絲…40克
奇亞籽…4克

櫛瓜麵
黃櫛瓜…350克（綠櫛瓜可取代）
紅蘿蔔…350克
蔥末…50克
橄欖油…4克

拌麵汁
剝皮辣椒醬汁…25克
無食鹽柴魚昆布粉…5克
橄欖油（或酪梨油）…1克
減鹽醬油…5克
醋…4克（建議黑醋）
白芝麻…2克

● 料理方式

1. 將黃櫛瓜和紅蘿蔔用蔬果削皮器，削成麵條狀之後混合在大瓷盤上，均勻撒上鹽巴，稍微抓一下，靜置等待出水。
2. 調理缽裡先加進250ml的生水，全火微波5分鐘後，靜置備用。
3. 上一步驟微波同時，將雞胸肉表面，順著和紋理垂直的方向，用刀劃幾道後，再用刀背稍拍平。
4. 先在沾板上，舖上15公寬以上的保鮮膜，再取1／4的量（約75克）的雞胸肉平舖，雞胸肉片之間不保留空隙排列連接著（保鮮膜也可用耐熱袋取代）。
5. 每一份雞肉捲，包進約20公克的剝皮辣椒、10克的乳酪絲、1克的奇亞籽，共四份（如附圖）。
6. 捲起雞肉捲，再用最外層的保鮮膜紮實的捆起，再放進冰箱靜置等待，使加熱時更不易變形。
7. 等待雞胸肉和櫛瓜麵的同時，混合所有拌麵醬材料，倒入小密封盒。
8. 蔥洗淨後，用廚房紙巾稍壓乾，再切成蔥末。
9. 取出冷藏過的四個雞肉捲，外層保鮮膜保留著不拆除，在瓷盤排成一個正方形，全火微波1分鐘，取出將每一個雞肉捲翻面，再中火微波3分鐘。
10. 上一步驟微波等待過程中，把櫛瓜麵用步驟2的溫開水快速燙一下，去除鹽水，再淋上橄欖油，舖上蔥花。
11. 把步驟9微波完成雞肉捲的流出的湯汁，對半倒進2個小密封盒裡，雞肉捲切段並擺盤。
12. 將以上調理完成食材，對半成兩等份擺盤進便當盒，完成。

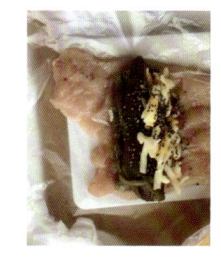

1 餐份

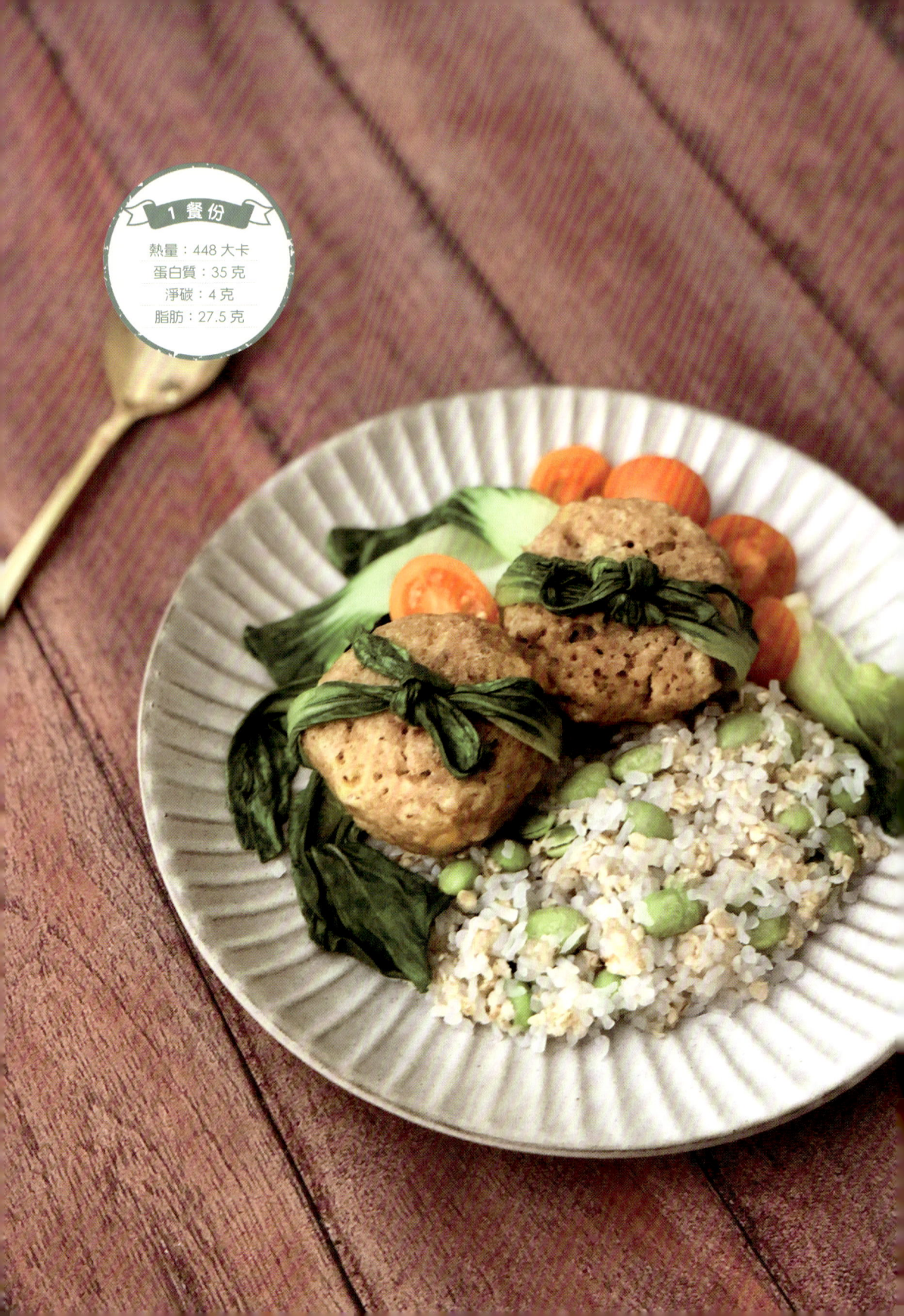

熱量：448 大卡
蛋白質：35 克
淨碳：4 克
脂肪：27.5 克

低卡獅子頭

Set meal

份量 2人份

🍚 準備器皿

中型碗 ×2 個　　微波蓋 ×1 個
調理缽 ×1 個　　便當盒 ×2 個
大型瓷盤 ×1 個

● 材料

獅子頭
青江菜…100克
豬絞肉…200克（選擇瘦肉比例較高的，也可用牛瘦絞肉取代）
洋車前子粉…10克
雞蛋…1顆（中型55克）
帕瑪森起司粉…25克
酪梨油…5克
減鹽醬油…8克
鹽…2克
羅漢果糖…5克

毛豆低醣飯
毛豆…90克
無麩質燕麥…20克
處理過的常備蒟蒻米…160克
（可參考P.167）
鹽…1克
洋車前子粉…2克

● 料理方式

1. 調理缽裡混合豬絞肉、雞蛋、起司粉、鹽，捏成糰後，稍微拍打出筋，放旁邊靜置。
2. 等待絞肉糰的同時，再取一個中型碗倒入150克的水，加一匙鹽，全火微波一分鐘，微波同時洗淨毛豆和青江菜。
3. 青江菜粗梗部分朝下，泡入上一步驟熱過的水裡。（以防葉菜部分太快發黃）
4. 另一個中型碗裡，把蒟蒻米，加入毛豆和鹽攪拌。
5. 把肉糰分等四等克，抓揉成圓型，擺上瓷盤，放入微波爐蓋上微波蓋。
6. 微波蓋上再疊上步驟4的毛豆蒟蒻，全火微波五分鐘。
7. 先取出毛豆蒟蒻，趁熱拌入無麩質燕麥和洋車前子。
8. 小心開蓋，肉丸全翻面，把周圍醬汁淋在上頭，再全火微波3分鐘。
9. 步驟3的青江菜，全段壓進水面下，全火微波1分鐘。
10. 取2片煮熟後的青江菜，稍壓乾，前段葉子先打結。
11. 再把2端收尾進獅子頭的後側（如附圖）。
12. 將以上調理完成食材，對半成兩等份擺盤進便當盒，完成。

裝飾小技法
1. 可再用相近色系的黃色小番茄增添色彩。
2. 出爐後的獅子頭，會流出湯汁，放冷後的湯汁會變很濃稠，可再鋪上低醣飯中央，增色也增味。

提醒
1. 一顆生的肉糰 85 克左右，共平分出四顆。
2. 青江菜加熱後，要馬上瀝水，才不會因為浸泡過久而變高，且為了避免在便當盒裡易出水，可先用廚房紙巾壓乾。
3. 豬絞肉現在超市，也能買到瘦肉較多的。
4. 若是仍覺得油脂含量太高，可至傳統市場選購豬後腿肉。

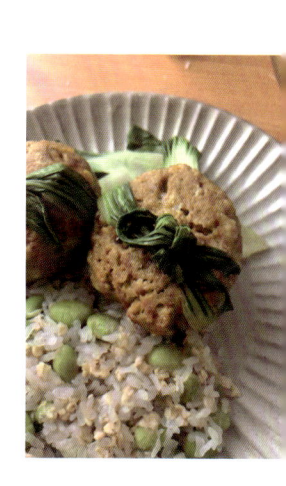

1 餐份

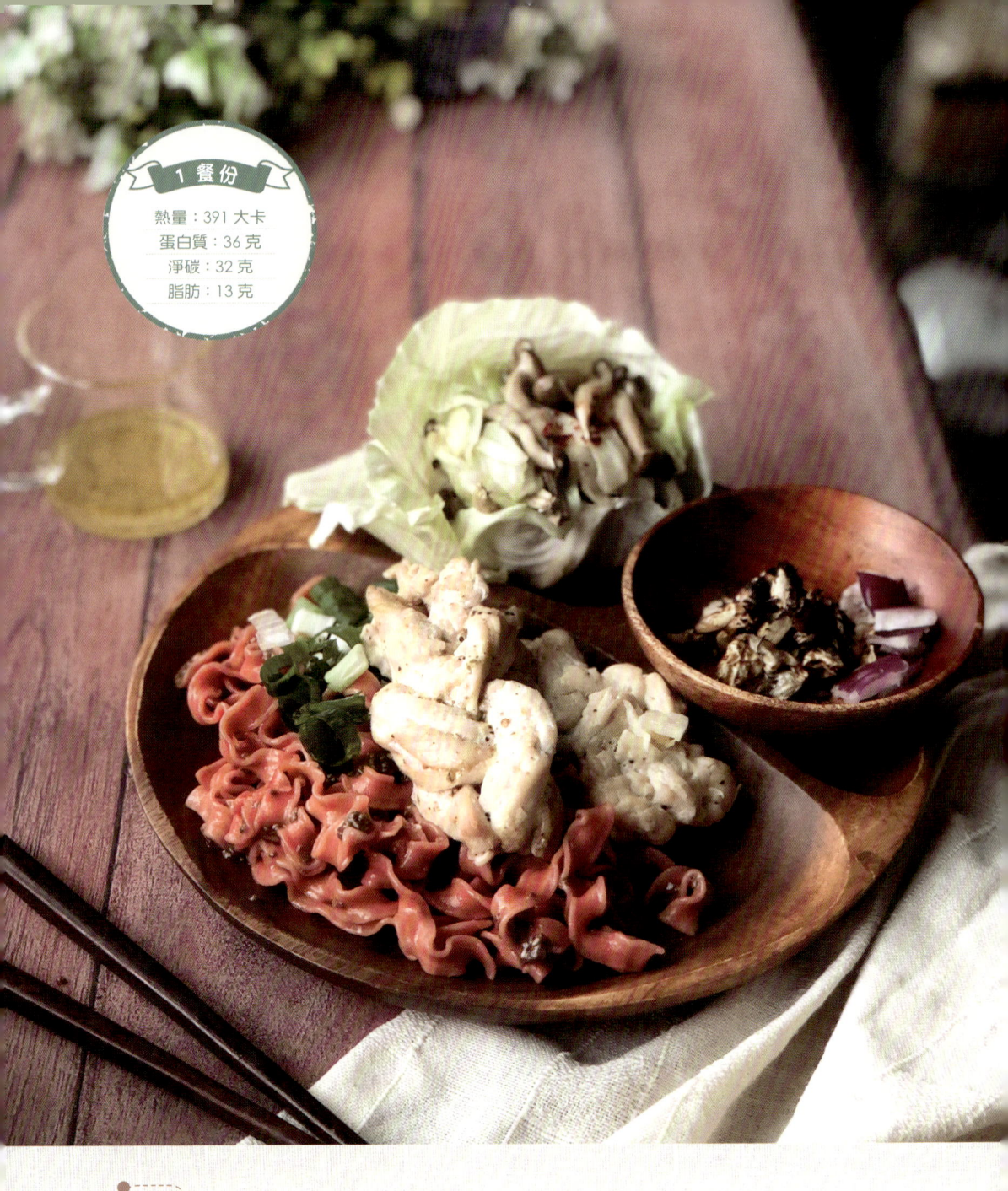

熱量：391 大卡
蛋白質：36 克
淨碳：32 克
脂肪：13 克

- **裝飾小技法**
  1. 可以用些許高麗菜葉當成容器。
  2. 若手邊有紫洋蔥，可切成丁，少許的量為便當增色。

- **提醒**
  1. 麵體在加熱結束後，一定要先趁熱拌進麻油，才不會在隔夜冷藏，出現黏合在一團的問題。
  2. 隔日加熱便當後，才淋上自備好的檸檬油。
  3. 本篇為含麩質食譜，如有對麩質過敏反應者請留意。★

檸檬油辮子雞胸肉＋奇亞籽手工拌麵

Set meal

份量 2人份

🍚 準備器皿

小杯子 ×1 個
調理缽 ×1 個
中型玻璃碗 ×2 個
50～100ml 的醬汁密封盒（可用耐熱袋取代）×2 個
便當盒 ×2 個

● 材料

辮子雞胸肉
雞胸肉…240克
（2大片，可用牛腱肉條取代）
減鹽醬油…1大匙
酒…2小匙
蒜…3瓣
胡椒…適量
鹽…少許

自製檸檬油
檸檬汁…16克
酒…3克
酪梨油…8克（可用橄欖油取代）
蒜…4瓣
黑胡椒…適量

手工乾拌麵
手工乾拌麵…50克（可用蕎麥麵取代）
麻油…2小匙
減鹽醬油…2小匙
奇亞籽…3克

鴻喜菇高麗菜
高麗菜（葉菜）…160克
鴻喜菇…30克
鹽…適量
減鹽醬油…1小匙

紫蘇高麗菜乾
高麗菜（根莖）40克
紫蘇飯友…1克
麻油…2克

● 料理方式

1. 高麗菜洗淨後先分離出葉菜部分、粗莖部分。
2. 取一個中型玻璃碗，加入300克的水和適量的鹽，放入乾拌麵，大火微波4分鐘。
3. 等待麵在微波同時，先處理雞肉，在雞胸肉表面，和紋理垂直的方向，用刀橫切淺層幾道後，再用刀背拍打，切成六等份的條狀（一片雞胸等分成三條）。
4. 取調理缽，雞胸肉條加入所有醃料拌一下，靜置等待。
5. 取出步驟2的手工拌麵，把煮麵水倒到另一個中型玻璃碗，再把步驟1的葉菜部分高麗菜，還有鴻喜菇，全放入煮麵水裡泡著。
6. 趁手工拌麵還熱時，加入麻油、減鹽醬油、奇亞籽，攪拌後靜置。
7. 在小杯子裡，將步驟1的粗根莖的高麗菜，加入麻油攪拌後，全火微波30秒後，撒上紫蘇飯友，並先擺盤進便當盒裡。
8. 醃製好的雞胸肉，三條為一等份，編織成辮子，微波解凍模式10～12分鐘。
9. 等待微波同時，在小杯子裡，混合檸檬油的所有材料，分裝進2個醬料盒裡。
10. 把步驟5的水全倒掉，加上鹽和減鹽醬油，拌一下調味。
11. 將以上所有料理完成食材，對半兩等份，分裝進便當盒，完成。

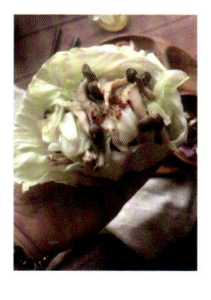

1 餐份

熱量：400 大卡
蛋白質：30.5 克
淨碳：28.5 克
脂肪：10 克

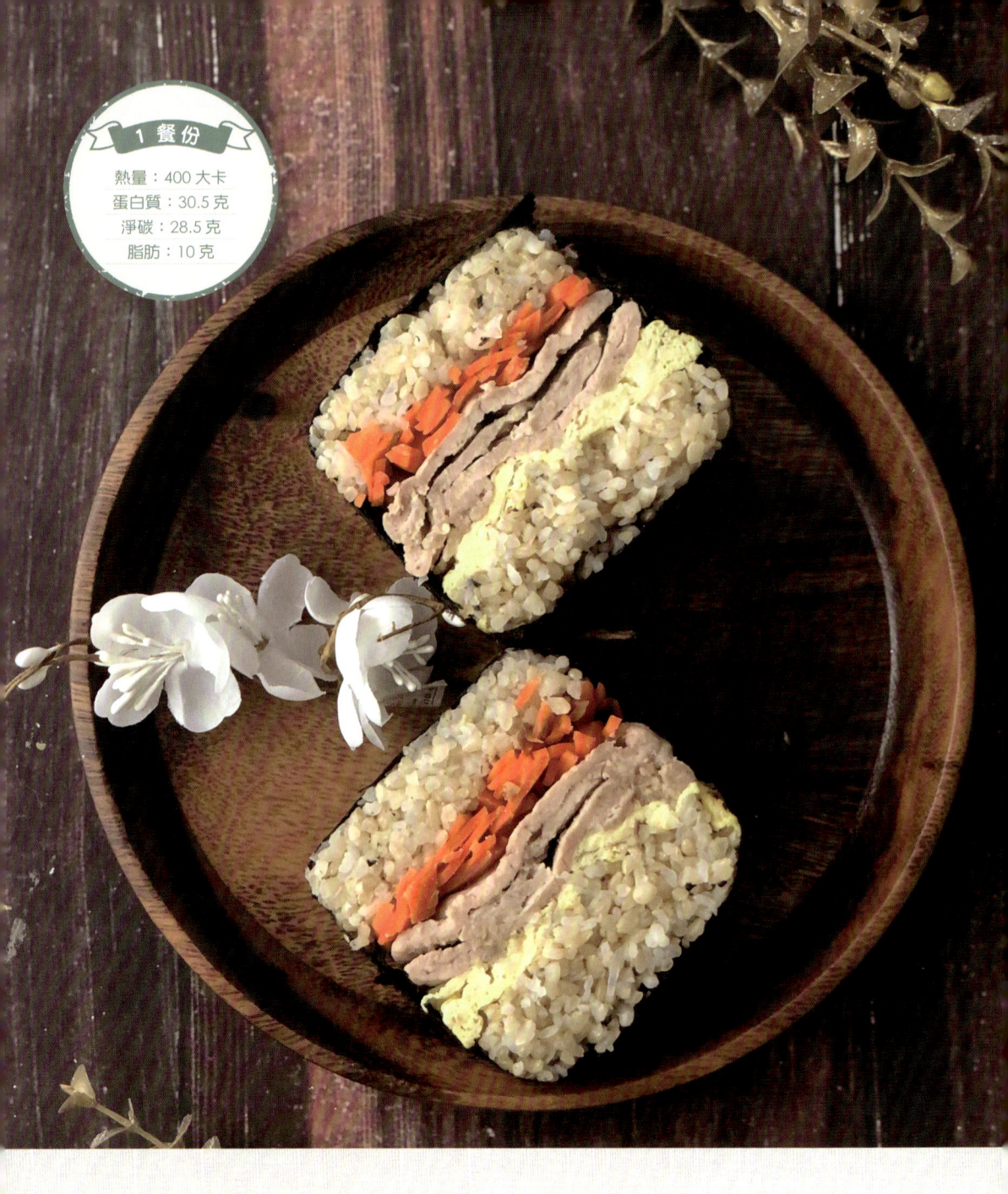

提醒

1. 厚蛋內加入洋車前子粉，可避免蛋微波後，出現大量空隙而變形。
2. 各材料可以先用廚房紙巾稍微壓乾吸出水分。
3. 如果購買的海苔厚度較薄，可以蓋上兩層，再捆上保鮮膜後冷藏。
4. 隔日加熱時，微波也建議用中火或是解凍模式 5～7 分鐘。

利樂包味噌豬握便當

Set meal

份量 2人份

🍚 準備器皿

利樂包變身調理器皿和模具　　中型玻璃碗 ×1 個　　便當盒 ×2 個
400ml 的利樂包 ×2 個　　　　保鮮膜
調理缽 ×1 個　　　　　　　　耐熱袋 ×1 個

● 材料

米飯

材料A
糙米…180克
處理好的蒟蒻米…300克

材料B
洋車前子粉…6克
紫蘇飯友…2小匙
（可選擇性不加）
老薑粉…3小匙
羅漢果糖…1小匙
手捲用海苔片…6～8片

厚蛋燒
雞蛋…2顆
柴魚片…2克
無食鹽柴魚昆布粉…2小匙
減鹽醬油…1大匙
洋車前子粉…2小匙
水…40ml

味噌豬
豬里肌肉片…120克
減鹽醬油…1大匙
酒…2小匙
無食鹽柴魚昆布粉…1小匙
味噌…1／2大匙
鹽…適量

紅蘿蔔
紅蘿蔔…40克
米醋…2小匙

● 料理方式

1. 調理缽裡，糙米和蒟蒻米，加入350克的水，蓋上微波蓋，先全火微波5分鐘，再中火微波15分鐘。
2. 等待糙米微波過程，兩個利樂包打開封口後，量7公分高後，沿水平線切開口。
3. 在中型玻璃碗裡，將豬肉片所有醃料混合，靜置備用。
4. 在各別利樂包裡，分別混合雞蛋材料，調合成2份厚蛋液，靜置備用。
5. 在一個小耐熱袋裡，紅蘿蔔切成絲，拌入米醋。
6. 將糙米從微波爐取出，小耐熱袋打結封口，整包紅蘿蔔絲放在糙米上方，利用糙米微波出來的熱氣，加熱紅蘿蔔絲。
7. 醃好的豬肉片，蓋上微波蓋，疊上並排的2個利樂包厚蛋，中火微波5分鐘。
8. 取出2個利樂包內的厚蛋，靜置備用。
9. 等待以上材料稍微放涼時，剪裁6片海苔片以上，將較短的寬邊修剪成利樂包的寬度（例如：從原本7x15cm寬，修剪成5x15cm寬）。
10. 拿2片海苔片中心十字交疊，壓入利樂包內，重覆一樣動作在另一個利樂包內，剩下的海苔片靜置備用。
11. 趁糙米還溫熱時，拌入所有材料B，對分成四等份。
12. 將其中一等份的糙米，壓入利樂包底層，依順序疊上紅蘿蔔絲、厚蛋、豬肉片、一等份的糙米，最上層完全覆蓋海苔片收尾（壓材料的過程，要注意邊緣的海苔是否縮水，如果縮水要接上剩下的剪裁過的海苔片，附圖1）。
13. 找到適合的工具，重壓在利樂包上，至少十分鐘（如附圖2）。
14. 十分鐘後，仔細剪開利樂包，用保鮮膜扎實整個捆上，完成。

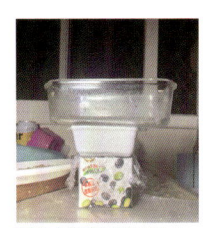

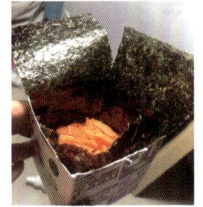

Set meal

來做菜吧!

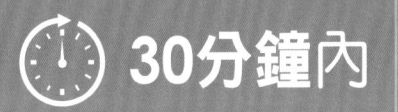

30分鐘內 | 一邊做運動，完成減醣高蛋白晚餐

加班後回家晚真的超累，
沒動力料理和運動，
本書提供你同時運動＋料理的技巧。
因為超低醣設計，
僅管搭配一瓶啤酒，
也能降低罪惡感，
還能邀請朋友一起完成。

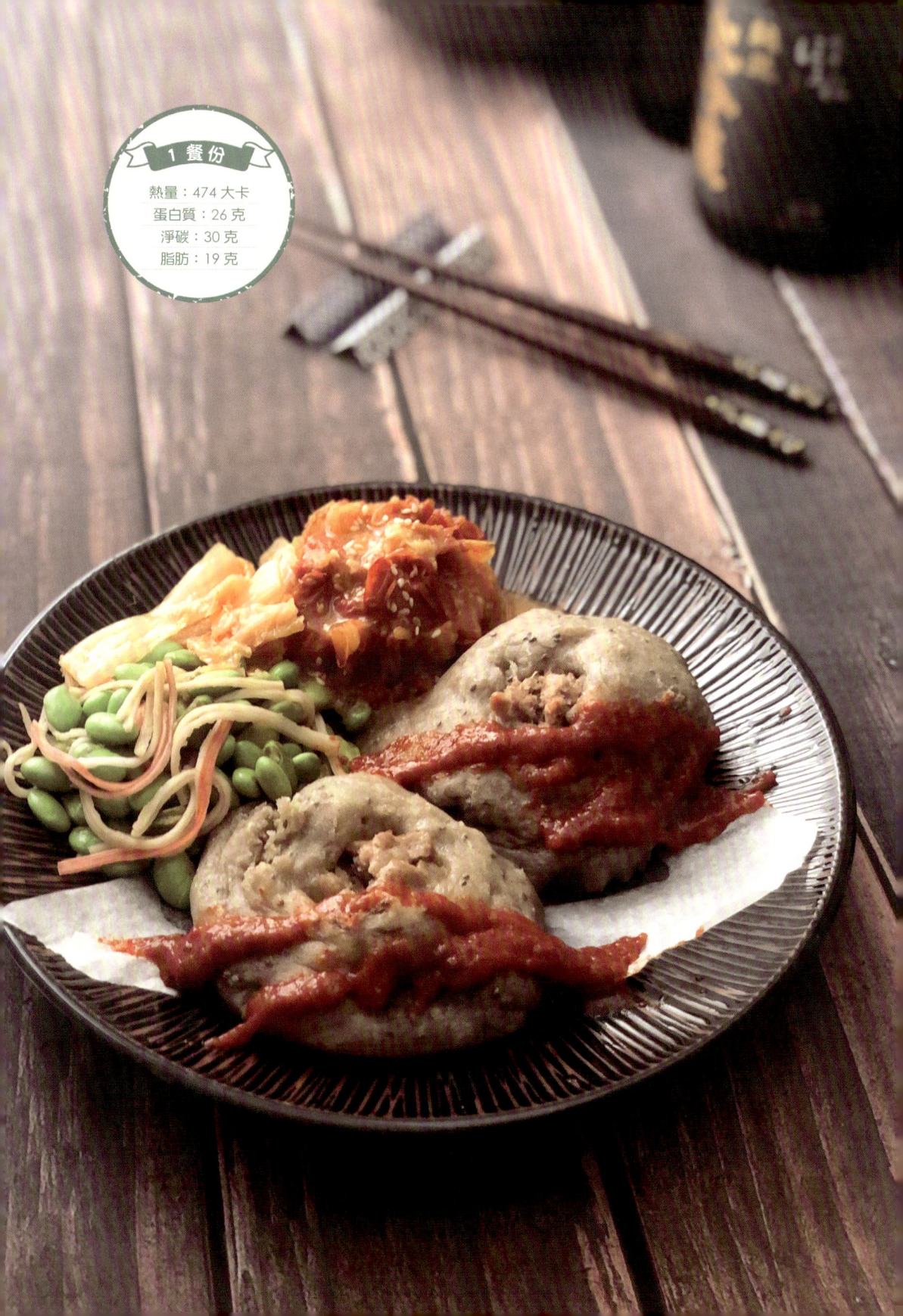

1 餐份
熱量：474 大卡
蛋白質：26 克
淨碳：30 克
脂肪：19 克

減醣肉圓＋黃金泡菜番茄泥

Set meal

份量 1人份

搭配睡前伸展操

🥣 準備器皿

中型玻璃碗 ×1 個
150ml 以上的杯子 ×1 個
濾網 ×1 個
調理缽 ×1 個
中型盤 ×1 個
微波蓋 ×1 個
烘焙紙或耐熱袋 ×2 個

● 材料

減醣肉圓

（內餡材料A）
豬後腿肉絲…80克
椒鹽粉…適量
赤藻糖醇…1小匙
麻油…2克
酒…3克
蟹肉棒…10克
減鹽醬油…5克

（肉圓皮材料B）
洋車前子粉…20克
杏仁粉…4克
帕馬森起司粉…4克
奇亞子…2克
冷水…140ml

自製甜辣醬
韓式辣粉…5克
羅漢果糖…5克
鹽…適量
檸檬汁…5克（可用醋代替）

蟹棒毛豆
蟹肉棒…10克
毛豆…30克

黃金泡菜番茄泥
小番茄…300克
黃金泡菜…25克

● 料理方式

1. 混合內餡材料A後，分成2份並在中型盤上塑成圓形，中火微波2分鐘【同時做3分鐘的伸展操】。
2. 在調理缽裡，混合外皮材料B，分成兩等份，將步驟1的肉餡包入。
3. 先將洗淨的小番茄對切，再全放進中型玻璃碗內，全火微波5分鐘【同時做6分鐘的間歇運動】。
4. 調理缽上先放濾網，再將加熱過的小番茄，倒在濾網上再用湯匙用力壓扁。
5. 蟹棒拔成絲，在中型玻璃碗，和毛豆一起混合。
6. 中型盤裡，把2個生肉圓底部舖上烘焙紙或分別裝進耐熱袋裡（以便加熱時塑形用），置於微波爐底層，蓋上微波蓋，再疊上步驟5的毛豆蟹棒，全火微波3分鐘【同時做3分鐘的美臀運動】。
7. 將步驟4濾出的番茄汁，在杯子裡混合甜辣醬材料。
8. 先取出毛豆蟹棒靜置，再將生肉圓稍微用湯匙按壓重新塑形，再中火微波2分鐘。
9. 等待同時，將濾網上已瀝水的番茄泥在中型玻璃碗裡和黃金泡菜攪拌、搭配【靠牆蹲姿勢一邊攪拌】。
10. 肉圓擺盤之後，淋上自製甜辣醬，完成。

提醒

1. 兩個肉圓加熱時，之間一定要保持空間，才不會因為澎脹而全部黏在一起，或是在中間多間隔一張烘焙紙。
2. 因蟹肉棒本身納含量已經很高，所以毛豆和肉餡製作時，不再額外多加鹽。

1 餐份

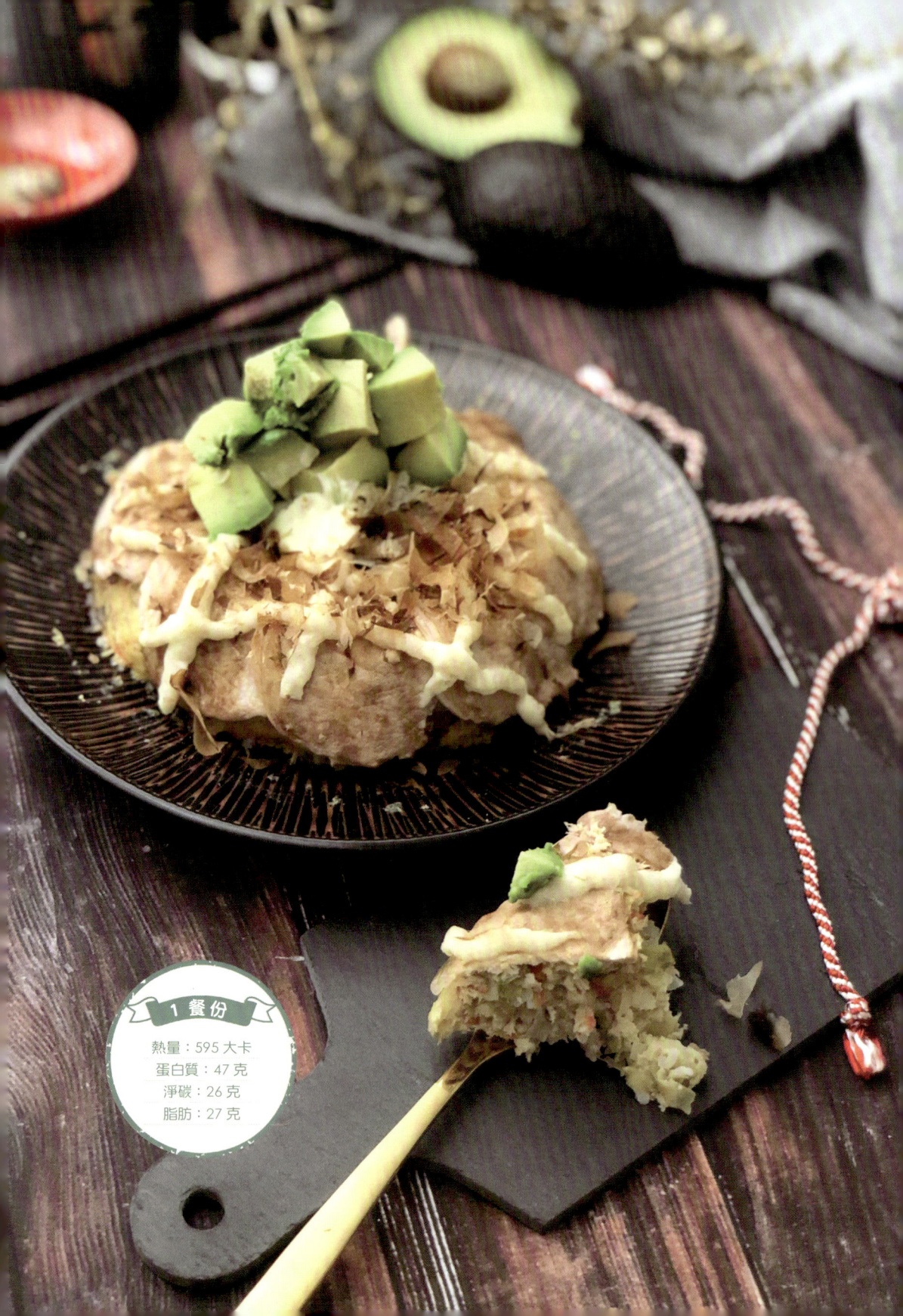

熱量：595 大卡
蛋白質：47 克
淨碳：26 克
脂肪：27 克

準備器皿

調理缽 ×1 個
中型盤 ×1 個
耐熱袋 ×1 個

酪梨大阪燒

Set meal

份量 1人份

搭配睡前伸展操

● 材料

材料 A
高麗菜絲…75克
洋車前子粉…8克
蛋…1顆
紅蘿蔔絲…40克
水煮鮪魚…60克
無食鹽柴魚昆布粉…3克
黑胡椒…適量
酪梨油…4克
已處理過的蒟蒻米…50克
減鹽醬油…3克

材料 B
酪梨…40克
豬里肌肉片…50克
大麥若葉粉（或海苔粉）…適量
柴魚片…2克

快速美乃滋醬
無調味分離乳清…5克
奶油乳酪…3克
檸檬汁…1小匙（或用米醋取代）
冷水…5ml

● 料理方式

1. 將高麗菜和紅蘿蔔先切成細絲。
2. 在調理缽裡，混合材料A成麵粉漿，全火微波3分鐘【同時做3分鐘全身伸展】。
3. 取出之後用湯匙在調理缽裡，將麵粉漿壓出空氣並壓平，再倒扣至中形盤上。
4. 倒扣之後再用湯匙整理塑形，全火微波5分鐘【同時做6分鐘間歇訓練】。
5. 取出之後，在麵餅上並排舖上豬里肌片，中火微波3分鐘【同時做3分鐘美臀運動】。
6. 在耐熱袋裡，混合所有美乃滋醬材料，用手捏均勻之後，剪開一個小開口，變成擠花袋，在上層擠出格紋狀。
7. 撒上柴魚片和大麥若葉粉，再擺上酪梨丁即完成。

提醒 可將鮪魚罐頭的鹹水先瀝掉一半。

1 餐份

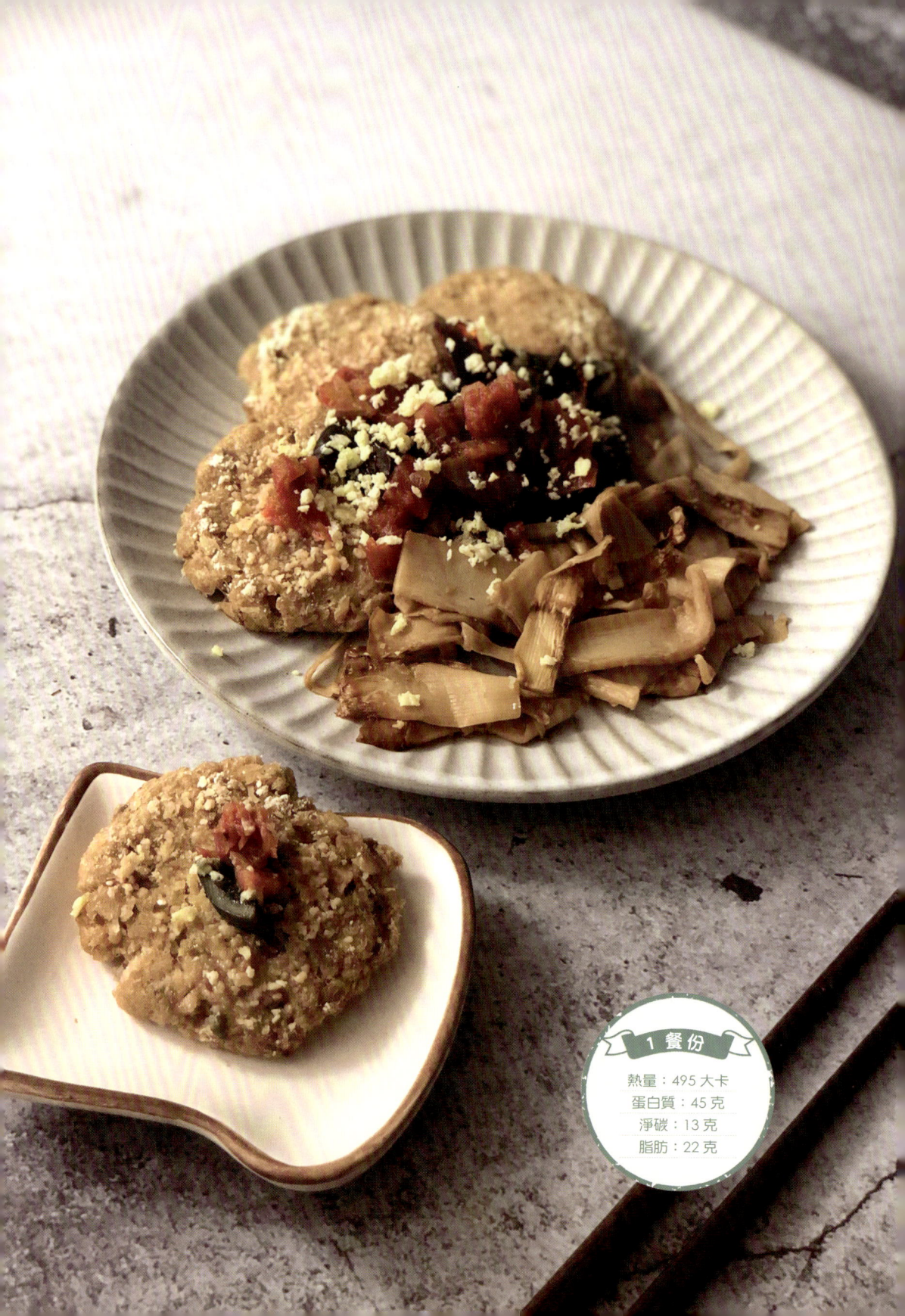

熱量：495 大卡
蛋白質：45 克
淨碳：13 克
脂肪：22 克

皮蛋莎莎醬鯛魚餅 & 醬燒筍乾

Set meal

份量：1人份

搭配睡前伸展操

🍵 準備器皿

調理缽 ×1 個
中型玻璃碗 ×1 個
中型盤 ×1 個

● 材料

鯛魚餅
生鯛魚…200克
黑胡椒…適量
酪梨油…3克
無糖魚露…3克
無食鹽柴魚昆布粉…1小匙
減鹽醬油…3克
酒…2克
蒜…2瓣
鷹嘴豆粉…8克
洋車前子粉…5克
已處理過的蒟蒻米…100克

皮蛋莎莎醬
皮蛋…1顆
莎莎醬…35克

醬燒筍乾
筍乾…50克
減鹽醬油…3克
鹽…適量
橄欖油…2克

● 料理方式

1. 於中型玻璃碗內，浸泡筍乾（使用熱水浸泡尤佳）。
2. 在調理缽裡放入鯛魚，加入水250ml，加上微波蓋，全火微波3分鐘【同時做3分鐘全身伸展操】。
3. 瀝掉水分後，加入鯛魚餅的所有材料混合，並分成四等份，壓成薄餅，平舖在中型盤中。
4. 將步驟1瀝掉水後，混合醬燒筍乾所有材料。
5. 將四份鯛魚餅先放入微波爐中，再蓋上微波蓋，疊加上筍乾，全火微波10分鐘【搭配10分鐘全身肌力訓練】。
6. 將皮蛋切成丁狀，擺在加熱完成的鯛魚餅上，再淋上莎莎醬。

> **營養小知識**　鯛魚是非常好的白肉選擇，熱量在魚類中算低的，又能補充優質蛋白質。

> **提醒**
> 1 筍乾可用桂竹筍或是綠竹筍取代。
> 2 莎莎醬購買時，盡量選擇無砂糖的。

1 餐份

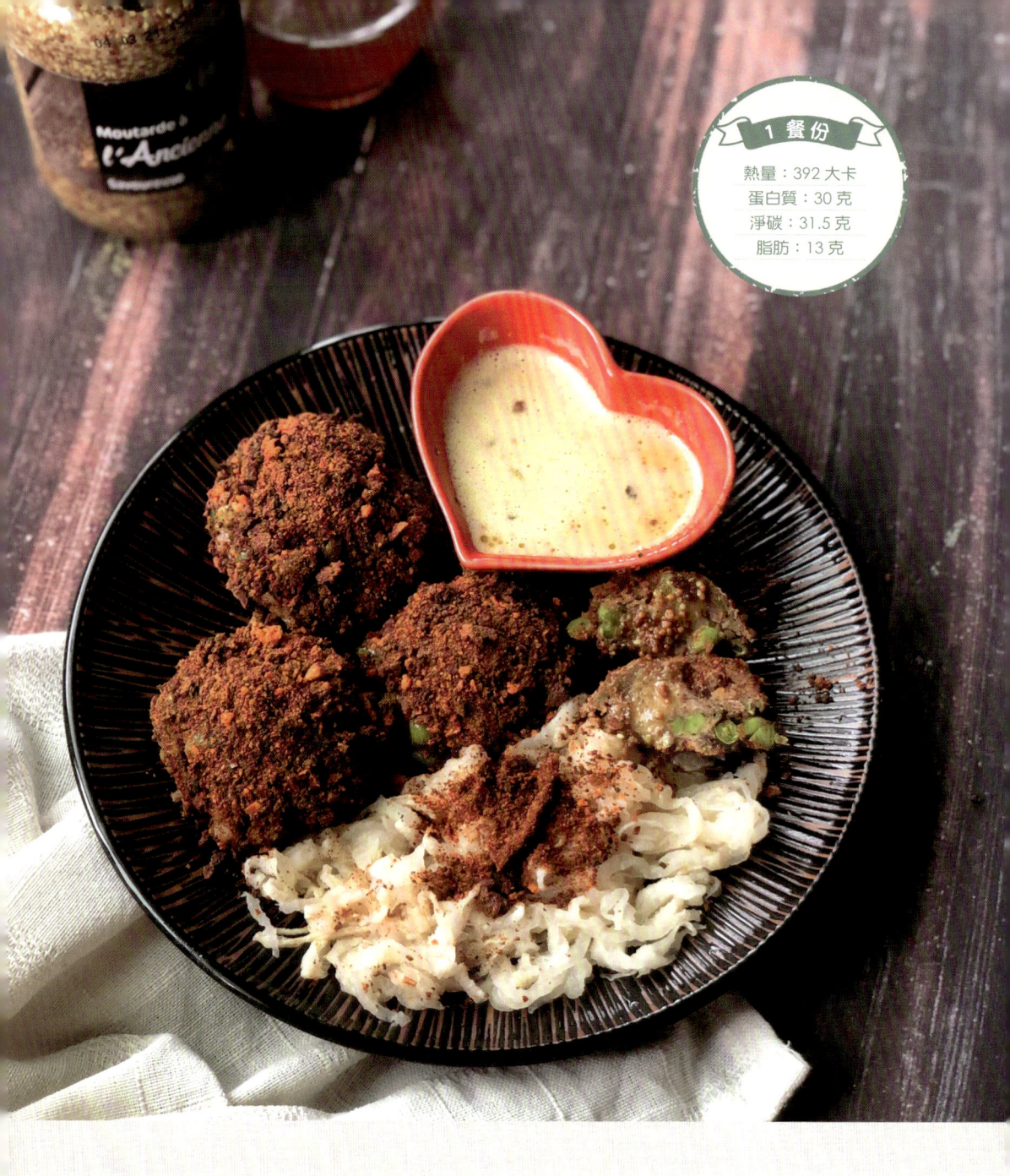

熱量：392 大卡
蛋白質：30 克
淨碳：31.5 克
脂肪：13 克

| 裝飾小技法 | 麵包丁可再加入紅麴粉染色，可呈現更接近於橘色的漂亮色系。 |

| 提醒 | 1. 白蘿蔔為了要削成附合削筆器大小，實際用量會比食譜建議來得多，選購時要挑選 1.5 倍以上克數。
2. 黃芥茉醬建議選擇添加物較少、無砂糖的內容物，形態越接近黃芥子的原型會更好。 |

免油炸可樂餅 & 低卡美乃滋白蘿蔔麵

Set meal

份量：1人份

搭配睡前伸展操

🍥 準備器皿

- 中型盤 ×1 個
- 調理缽 ×1 個
- 烘焙紙
- 中型玻璃碗 ×2 個
- 150ml 以上杯子或碟子 ×1 個
- 蔬果削筆器 ×1 個

● 材料

可樂餅

（材料A）
- 水…25ml
- 南瓜粉…3克
- 杏仁粉…6克
 （可用椰子粉取代）
- 洋車前子粉…2小匙
- 蛋…1顆
- 塔塔粉…1小匙
- 鹽…適量
- 紅椒粉…適量
 （或韓式辣粉取代）

（材料B）
- 白花椰菜米…60克
- 洋車前子粉…2小匙
- 減鹽醬油…7克
- 鹽…適量
- 老薑粉…1小匙
- 黑胡椒…適量
- 無食鹽柴魚昆布粉…1.5小匙
- 柴魚片…適量
- 無糖魚露…1小匙
- 赤藻糖醇…1小匙
- 酒…4克
- 毛豆…15克
- 豬後腿肉絲…80克
 （可用牛里肌肉片取代）
- 雞蛋白…1份

低卡美乃滋
- 蛋黃…1份
- 鹽…適量
- 黑胡椒…適量
- 檸檬汁…1小匙
- 黃芥茉醬…1小匙
- 酪梨油…4克
 （或橄欖油取代）
- 羅漢果糖…適量

白蘿蔔麵
- 白蘿蔔…250克
- 鹽…2克

● 料理方式

1. 在調理缽裡，混合材料A後，全火微波1分鐘。
2. 取出麵糰，用刀以格紋狀切成丁，再次平舖上烘焙紙，中火微波2分鐘，製成無醣麵包丁【搭配3分鐘全身伸展操】。
3. 另一個中型碗裡，注入八分滿的水，全火微波3分鐘【搭配3分鐘上肢與核心有氧】。
4. 無醣麵包丁倒入耐熱袋裡，用刀背再輕敲成小碎丁（注意不要敲成粉末狀，可樂餅表皮會不夠脆）。
5. 將白蘿蔔整支削皮，再切除四邊，形成一個長方柱狀，再將四角切除，形成一個類似圓柱狀，同時能符合蔬果削筆機的寬度。
6. 將削成麵的白蘿蔔，放到中型玻璃碗內，加入鹽巴用手抓勻，靜置等待水分析出。
7. 取一張烘焙紙，長30公分以上，將雞蛋白分離在紙上左側，保留蛋黃在杯子，再將步驟4的無醣麵包丁置於紙上右側，靜置備用。
8. 毛豆和豬後腿肉都再切成碎丁，和材料B在調理缽裡混合後，分成四等份的肉丸，放在中型盤上。
9. 使用步驟3降溫後的溫水，沖洗白蘿蔔麵。
10. 把肉丸先放進微波爐，再蓋上微波蓋，再疊加上白蘿蔔絲，全火微波6分鐘【搭配6分鐘間歇運動】。
11. 將取出肉丸，肉丸各別均勻沾上在步驟7所準備的蛋白液，再均勻沾上無醣麵包丁，再次全火微波1分鐘。
12. 在杯子混合裡低卡美乃滋，完成【搭配靠牆蹲調合醬汁】。

1 餐份

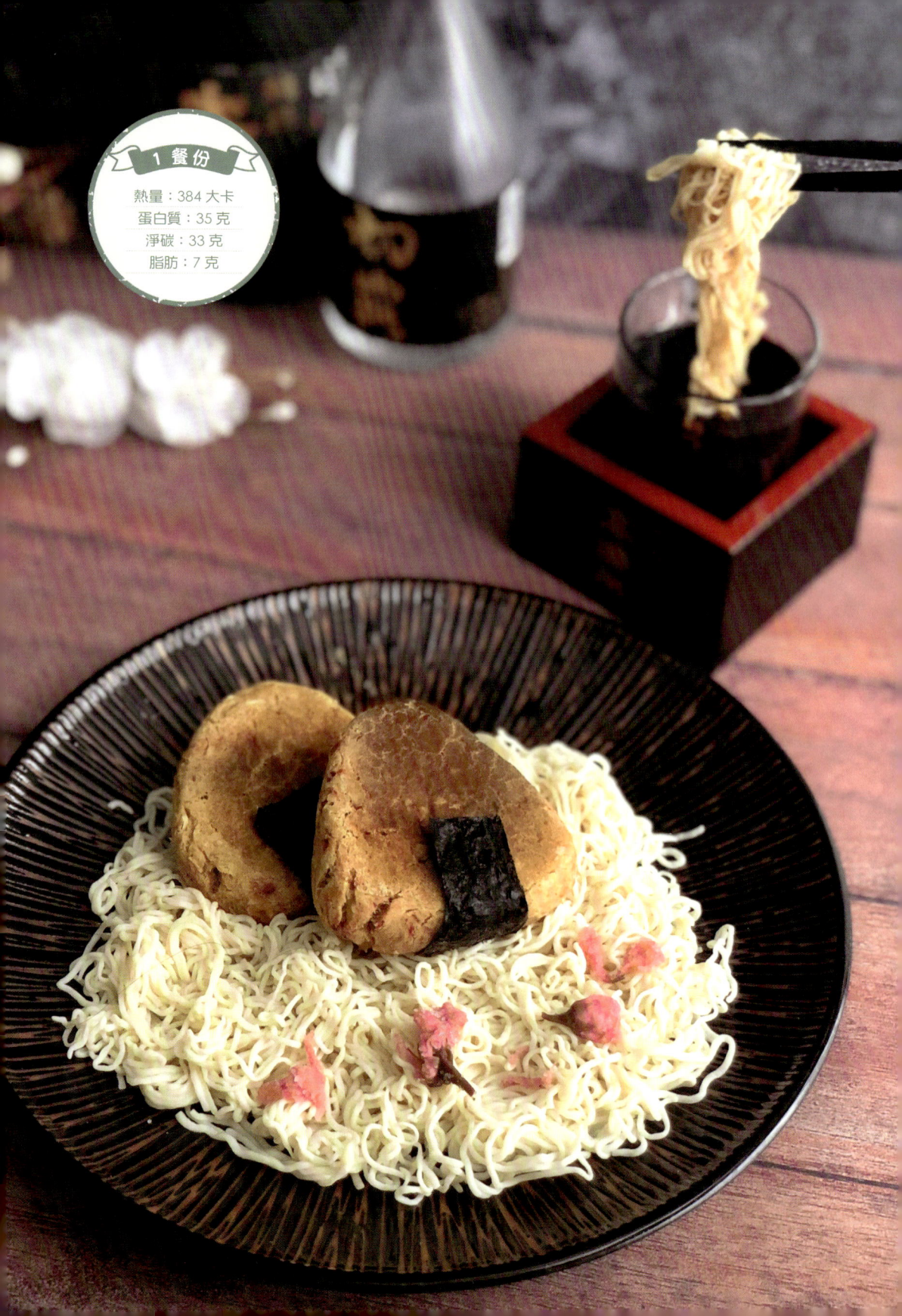

熱量：384 大卡
蛋白質：35 克
淨碳：33 克
脂肪：7 克

低醣日式芋餅 & 無醣沾麵

Set meal

份量 1人份

搭配睡前伸展操

準備器皿

調理缽 ×1 個　　中型盤 ×1 個
中型玻璃碗 ×2 個　150ml 以上的杯子 ×1 個

● 材料

日式芋餅
煮熟鷹嘴豆泥…120克（做法請詳見P.135做法）
鷹嘴豆水…30克（做法請詳見P.135做法）
植物性分離乳清蛋白粉（豌豆）…20克
洋車前子粉…1／2大匙
乳酪絲…12克
鹽…2小匙

日式沾麵
蒟蒻細麵…300克

沾麵醬
減鹽醬油…2大匙
無糖魚露…1／2大匙
無食鹽柴魚昆布粉…3小匙
水…50ml
羅漢果糖…2克

● 料理方式

1. 在一個中型碗中，先將蒟蒻麵泡鹽水，全火微波2分鐘，靜置備用【搭配3分鐘全身伸展】。
2. 另一個中型碗中，將鷹嘴豆泥、鷹嘴豆水、分離乳清蛋白、洋車前子粉混合，分成兩等份，再分別包入各6克的乳酪絲，並捏成三角形狀。
3. 將芋餅放置在中型盤裡，包進乳酪絲的開口先朝上，中火微波3分鐘，翻面再中火1分鐘【搭配6分鐘間歇運動】。
4. 在杯子將沾麵醬料混合。
5. 將步驟1的蒟蒻麵水瀝掉後，全火微波1分鐘，稍靜置放涼。
6. 取2片海苔沾少許水黏著於芋餅上。

裝飾小技法
蒟蒻麵上可用「醃製櫻花」增添色彩，可於烘焙材料行找到。

提醒
1. 鷹嘴豆水可用一般的水取代。（鷹嘴豆泥可用紅扁豆泥粉取代）
2. 若無豌豆分離性乳清蛋白粉，可用杏仁粉或無調味乳清蛋白粉取代。

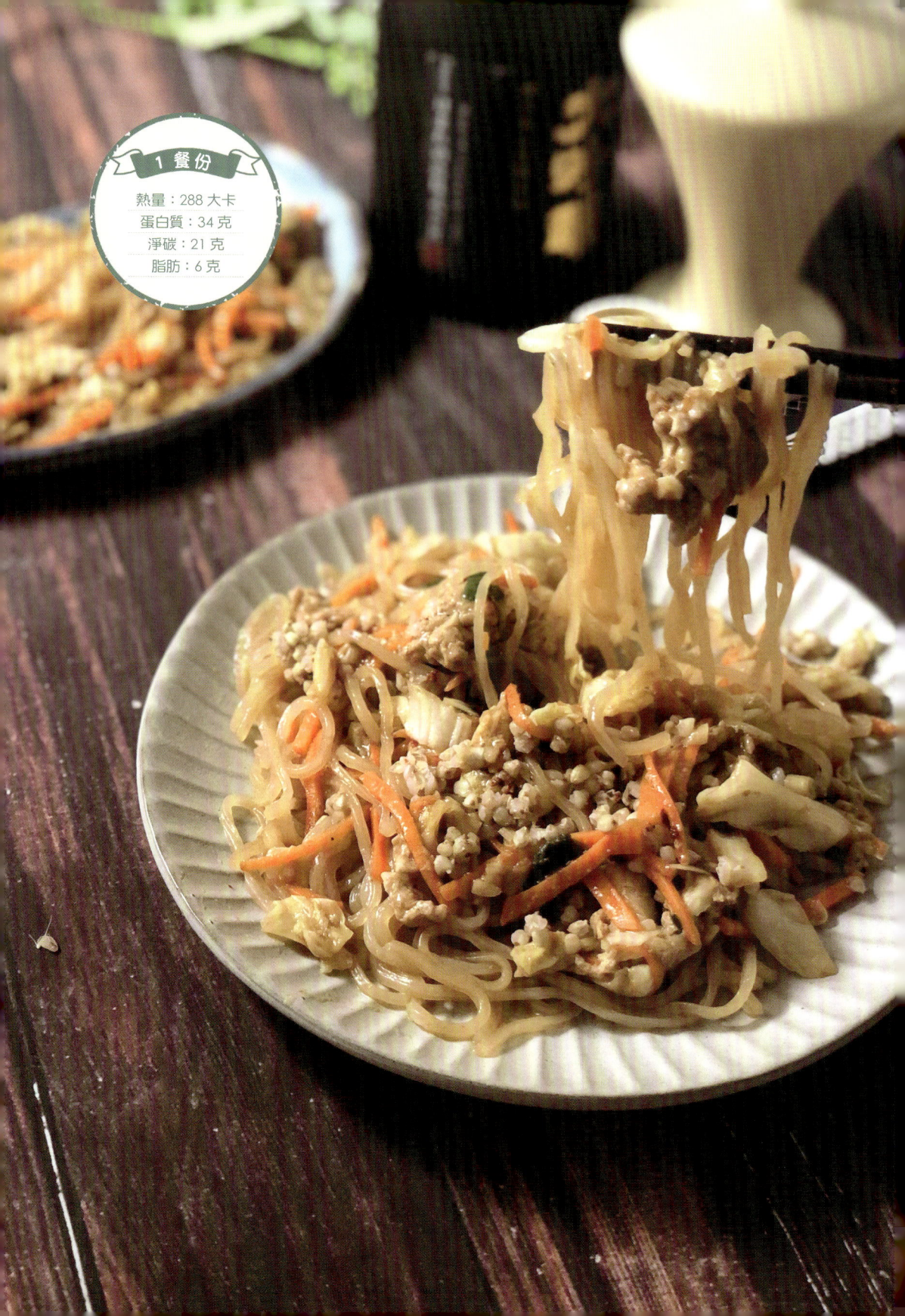

1 餐份
熱量：288 大卡
蛋白質：34 克
淨碳：21 克
脂肪：6 克

快速超低醣中華炒麵

Set meal

份量 1人份

搭配睡前伸展操

🍚 **準備器皿**

調理缽 ×1 個
中型玻璃碗 ×2 個

● **材料**

材料 A

蒟蒻麵…300克
紅蘿蔔…40克
高麗菜…50克
洋車前子粉…2克
水…15ml
壽喜燒醬…3大匙

材料 B

豬後腿肉絲…150克
酒…2克
減鹽醬油…5克
黑胡椒…適量

● **料理方式**

1 在一個中型碗中，先將蒟蒻麵泡鹽水，全火微波2分鐘，靜置備用【搭配3分鐘全身伸展】。
2 另一個中型碗中，將豬後腿肉絲和材料B混合，完成醃製。
3 將紅蘿蔔和高麗菜洗淨後切成絲，在調理缽內混合壽喜燒醬。
4 再將步驟1的麵，瀝掉水後，麵體全火微波1分鐘，去除過多水分，並使之更好入味【搭配3分鐘美背操】。
5 將麵混合進調理缽內，全火微波3分鐘 後，攪拌均勻。
6 再加入醃製的豬絞肉，全火微波1分鐘【從步驟5開始搭配6分鐘間歇運動】。
7 趁炒麵還有熱度時，將洋車前子粉和水調和，加入炒麵後再攪拌。

提醒
1 若沒有壽喜燒醬，可用羅漢果糖加減鹽醬油，再加少許醋做調和後取代。
2 蔬菜切絲越細，醬汁吸收速度會提升。
3 加入洋車前子粉目的是為了讓不易入味的蒟蒻麵短時間內，更能被附著上醬汁，也建議選擇細麵而不是粗麵或寬麵。

1 餐份

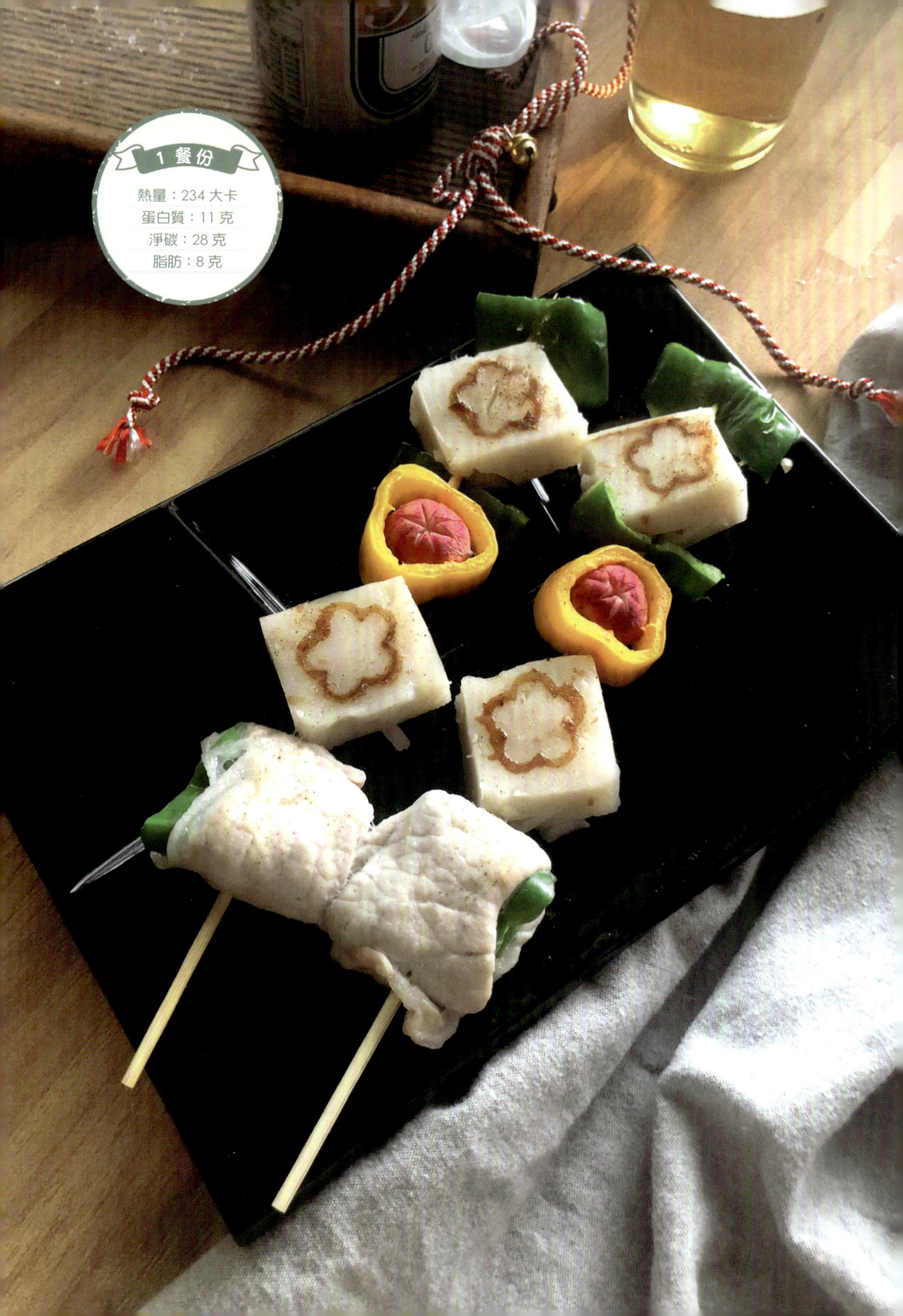

熱量：234 大卡
蛋白質：11 克
淨碳：28 克
脂肪：8 克

🍵 準備器皿

長竹籤 ×2 枝
中型盤 ×1 個

Set meal

低卡串燒

份量 1人份

● 材料

蘿蔔糕…100克
甜椒…15克
青椒…50克
櫻桃蘿蔔…60克
豬里肌肉片…20克
椒鹽粉…適量

● 料理方式

1. 蘿蔔糕切成方塊形，青椒切段後用豬肉片捲起來，將所有材料依個人喜好排列，串上竹籤，再放上中型盤並中火微波2分鐘30秒【搭配3分鐘全身伸展操】。
2. 撒上椒鹽粉，完成。

裝飾小技法
1. 將花型模具沾上減鹽醬油之後，蓋上蘿蔔糕。
2. 櫻桃蘿蔔可以以米字型切花後再串上（如附圖）。

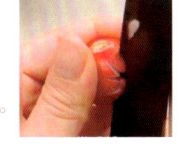

提醒
1. 若希望口感再更相似於火烤串燒，可用炙燒專用火槍在表面燒烤。
2. 蘿蔔糕要切厚一些，才不容易斷，如果選購的蘿蔔糕本身較軟，先不加熱就直接用竹籤串上，但若是本身較硬的蘿蔔糕，建議稍微加熱再串上，否則容易斷裂。

1 餐份

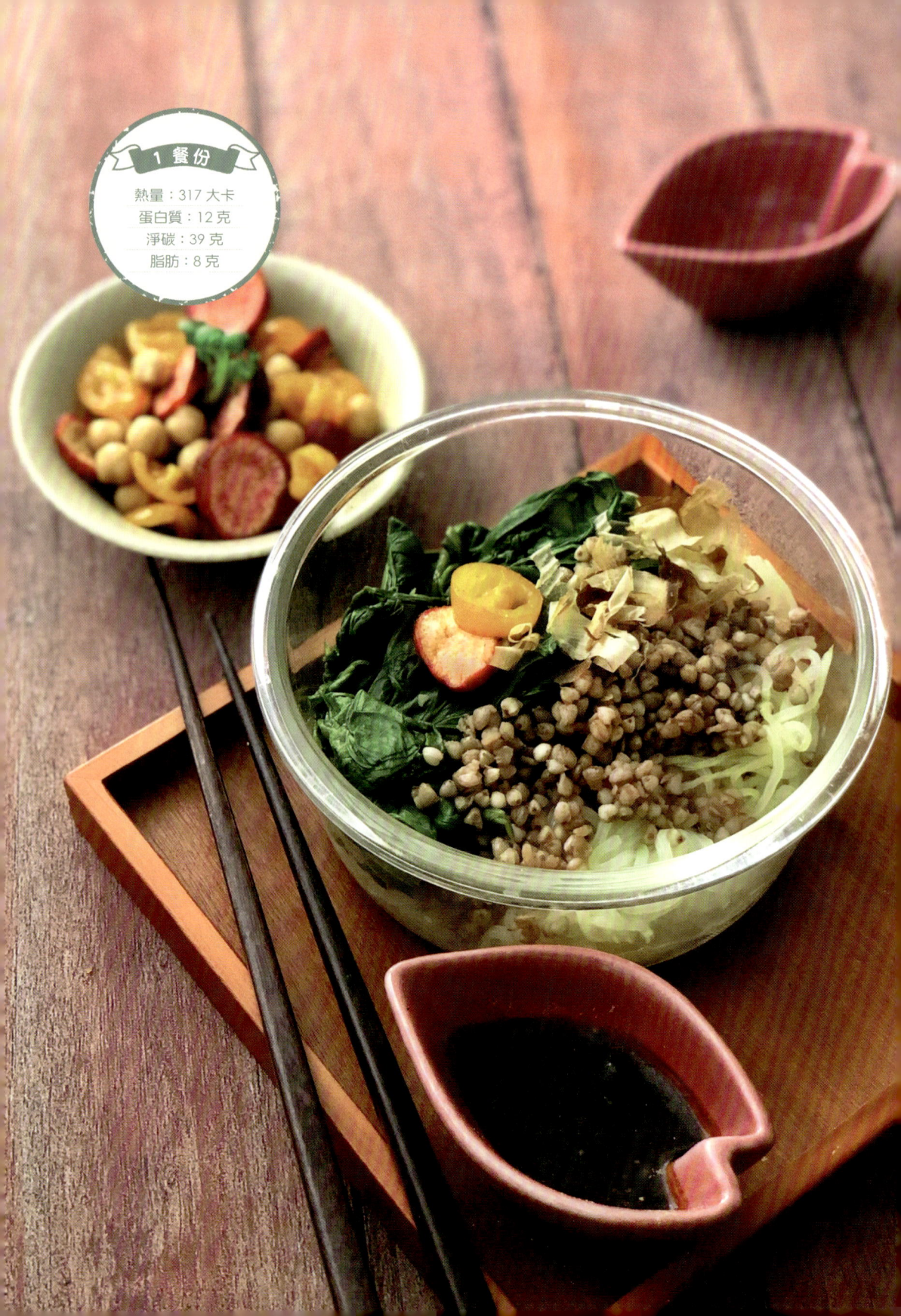

熱量：317 大卡
蛋白質：12 克
淨碳：39 克
脂肪：8 克

蕎麥菠菜涼麵 & 香醋鷹嘴豆沙拉

份量 1人份

搭配睡前伸展操

Set meal

🍵 準備器皿

中型玻璃碗 ×2 個
150ml 以上的小碟子或杯子 ×2 個

● 材料

蕎麥菠菜涼麵
生蕎麥…35克
菠菜…50克
蒟蒻麵…300克
柴魚片…5克

香醋鷹嘴豆沙拉
櫻桃蘿蔔…15克
黃色小番茄…20克
水煮鷹嘴豆…35克（詳見P.135做法）
紅酒醋…5克
羅漢果糖粉…3克
減鹽醬油…1小匙

涼麵醬
減鹽醬油…1大匙
日式胡麻醬…1大匙
無糖魚露…1／2大匙
無食鹽柴魚昆布粉…3小匙
水…80ml
羅漢果糖…2克

● 料理方式

1. 在一個中型碗中，先將蒟蒻麵和蕎麥一起泡入鹽水中，全火微波3分鐘，靜置備用【搭配3分鐘全身伸展】。
2. 把櫻桃蘿蔔切片，黃色小番茄對切，一起放到小碟子中，先全火微波30秒，再混合紅酒醋、水煮鷹嘴豆、羅漢果糖。
3. 另一個中型碗裡，注入五分滿的水，放入洗淨的菠菜，全火微波2分鐘後，馬上瀝掉水分【搭配3分鐘美臀操】。
4. 將蒟蒻麵和蕎麥瀝水，再全火微波1分鐘30秒後，在上方依序放入菠菜、蕎麥、柴魚片【搭配3分鐘美背操】。
5. 在杯子裡，混合涼麵醬的材料，完成。

提醒
1. 菠菜加熱後，應馬上瀝掉熱水，才不會因為浸泡過久而發黃。
2. 蕎麥不屬於麥類，是植物的花果，所以蕎麥是「無麩質」的。搭配富含高纖的蒟蒻麵後，飽足感更足夠。
3. 紅酒醋可用低卡的紫蘇醬或少加工的果醋取代。

營養小知識
蕎麥不屬於麥類，是植物的花果，所以蕎麥是「無麩質」的。

1 餐份

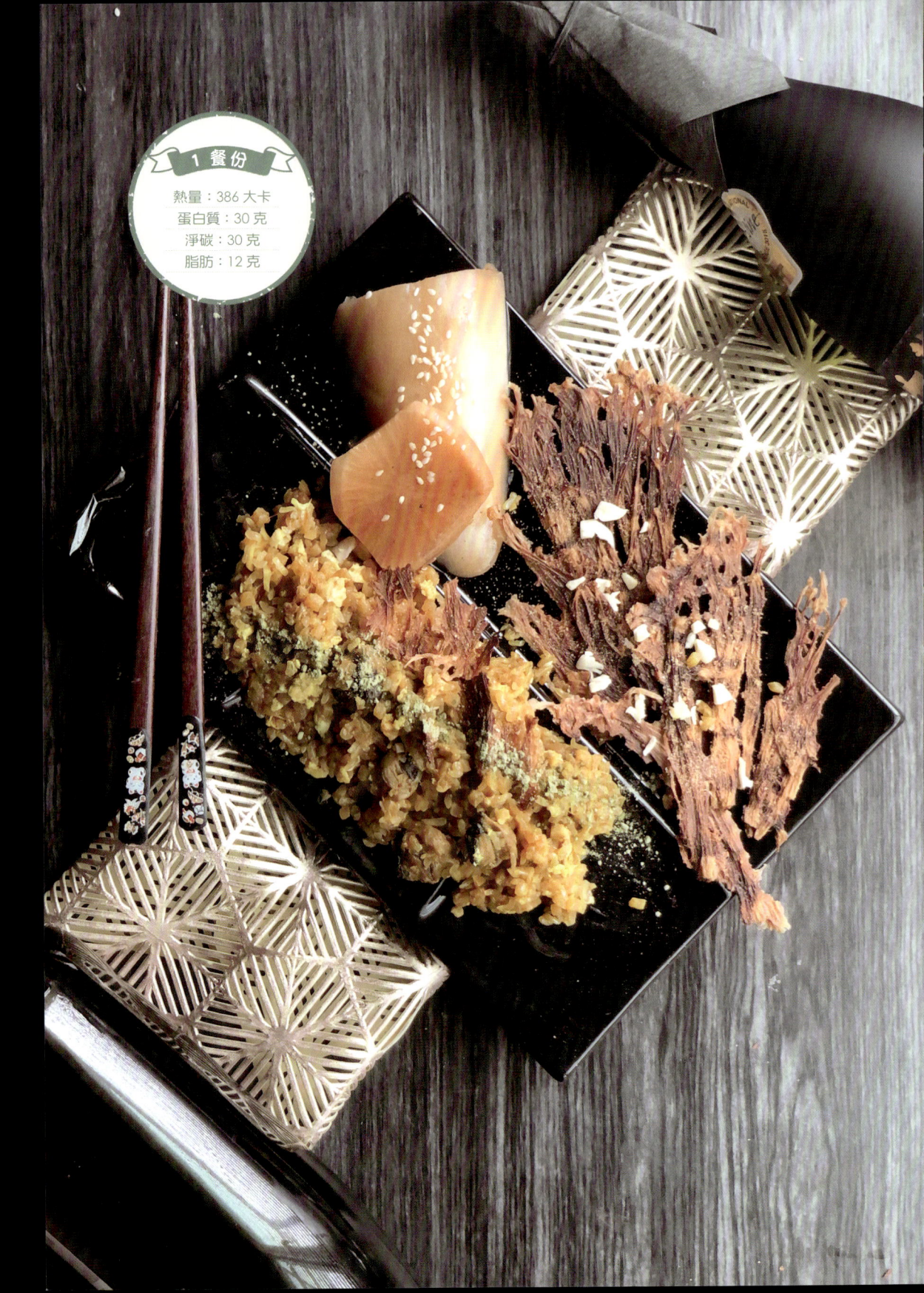

熱量：386 大卡
蛋白質：30 克
淨碳：30 克
脂肪：12 克

孜然烤金針菇片＋無醣薑黃螺肉蛋炒飯＋燉蘿蔔

Set meal

份量 1人份

🥣 準備器皿

中型玻璃碗 ×2 個
調理缽 ×1 個
烘焙紙

● 材料

孜然烤金針菇片
金針菇…100克
孜然粉…適量
雞蛋…1顆

薑黃螺肉蛋炒飯
雞蛋…1顆
薑黃粉…適量
螺肉罐頭…1個
蒜頭…3瓣
酒…5克
處理過的蒟蒻米…300克（請參考P.167作法）
白花椰菜飯…150克

燉蘿蔔
白蘿蔔…200克

● 料理方式

1. 在調理缽裡，先入一顆雞蛋並打散，再將底部切除的金針菇用手拔散，和蛋液完全混合。
2. 在烘焙紙上，將金針菇以傘狀平舖。
3. 取另一個中型碗將削皮且切塊的白蘿蔔放入，並用螺肉罐頭內湯汁淹過。
4. 先把金針菇放入微波爐，再蓋上微波蓋，疊上白蘿蔔，中火微波6分鐘【間歇訓練6分鐘】。
5. 將螺肉瀝掉湯汁，倒在中型碗裡，混合進白花椰菜飯、薑黃粉、蒟蒻米、蒜頭、酒，全火微波3分鐘後，將碗裡食材推到半邊，騰出來的空間打入一顆雞蛋打散，全火微波30秒，再將雞蛋快速攪拌，和碗裡所有食材拌勻，全火微波30秒【3分鐘美臀操】。
6. 將少許蒜末撒在金針菇片上。

> **提醒**　螺肉罐頭本身鹹度較高，螺肉可用熱水再清燙過，湯汁可依個人口味斟酌加水的稀釋量。

> **營養小知識**　孜然粉是屬天然辛香料，熱量低之外風味十足又開胃助消化。

Set meal

來做菜吧！

完全超商食材快速料理

特別獻給大夜班，
凌晨下班的讀者。
半夜沒有地方可以買食材？
Ola 教你只要有超商，
也能改造出有溫度不孤單的一人大餐。

1 餐份

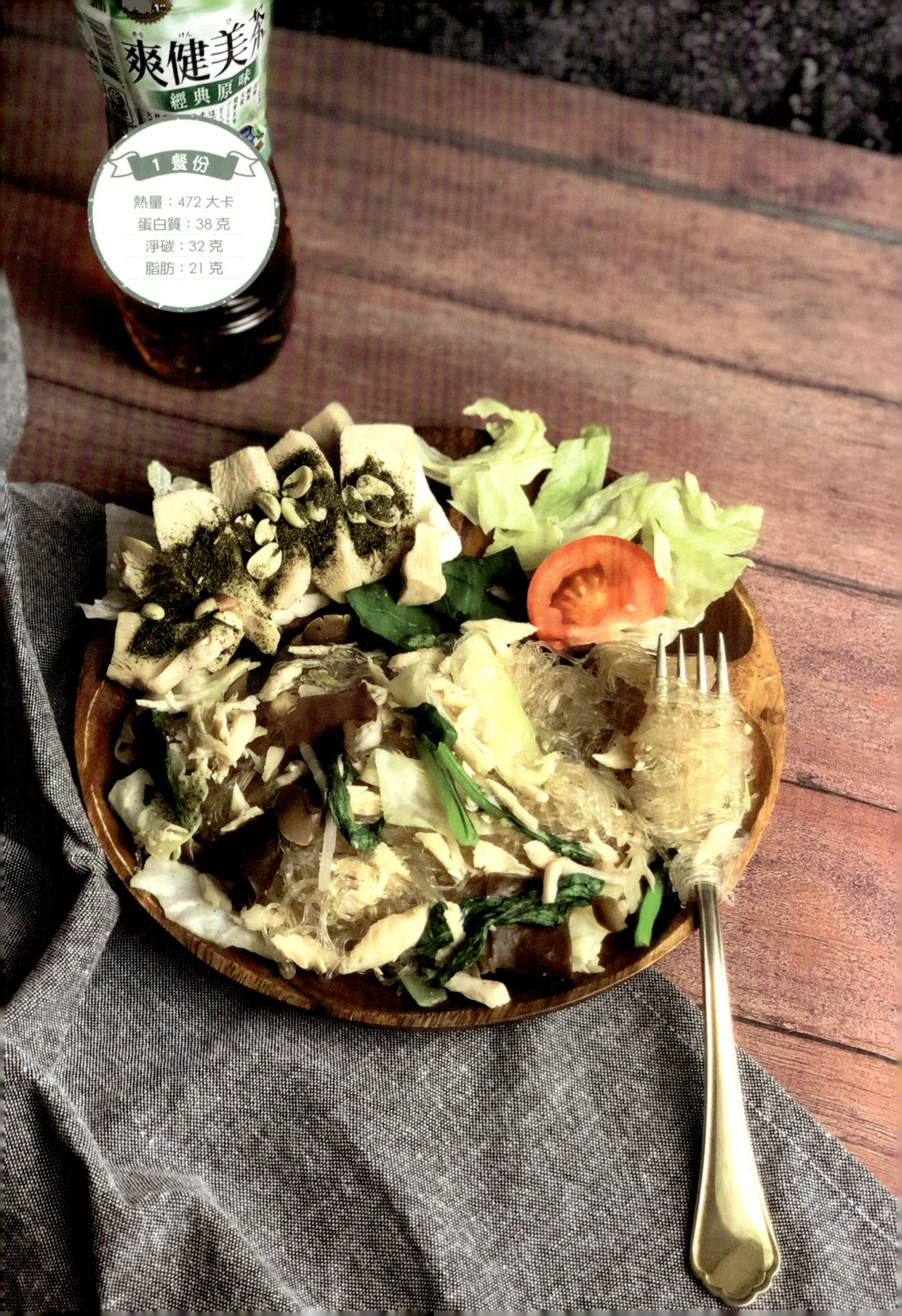

熱量：472 大卡
蛋白質：38 克
淨碳：32 克
脂肪：21 克

人參雞炒冬粉 & 玄米茶香雞胸

Set meal

份量：1人份

準備器皿
中型玻璃碗 ×2 個

● 材料
5倍濃縮人參飲…1份
快煮春雨…1份（冬粉）
爽健美茶…1瓶
綠茶茶葉包…1個
花生仁…5顆
蒜味舒肥雞胸肉…1份
溫沙拉…1盒
減鹽醬油…3克

● 料理方式
1. 取一中型玻璃碗裝入半碗水，將快煮春雨泡軟。
2. 等待春雨泡軟時，將雞胸肉對切，半份切絲，半份切片約1cm厚。
3. 再取一個中型玻璃碗，加入200ml爽健美茶，將雞胸肉片泡入，全火微波2分鐘（如有綠茶包也可一起放入）。
4. 等待微波同時將泡水的春雨翻面，取3克花生仁壓碎。
5. 將步驟3的雞胸肉轉中火微波3分鐘。
6. 等待時將春雨水瀝乾，倒入5倍濃縮人參，加入水、減鹽醬油、鹽巴、酒，再加入雞胸肉。
7. 將溫沙拉中，菇類、瓜類粗的根莖蔬菜留下嫩葉菜，壓碎加入步驟6碗中（此時蔬菜量約50克），全火微波2分鐘。
8. 取一綠茶葉包撕開放入步驟4的花生碎，搖晃均勻，同時將步驟5的雞胸肉取出瀝乾。
9. 將花生碎茶葉包，全火微波30秒取出。（一旦有焦味立即停止加熱）
10. 取出步驟6春雨加入30ml熱水攪拌後，放入溫沙拉中的嫩葉菜，再加入一包5倍濃縮人參，全火微波1分鐘。
11. 擺盤時，將烘培後的花生綠茶葉，擺在玄米茶燉雞胸上。

> 提醒　5倍濃縮人蔘飲，可用超商小罐裝的雞精或少量的雞湯塊取代。

1 餐份

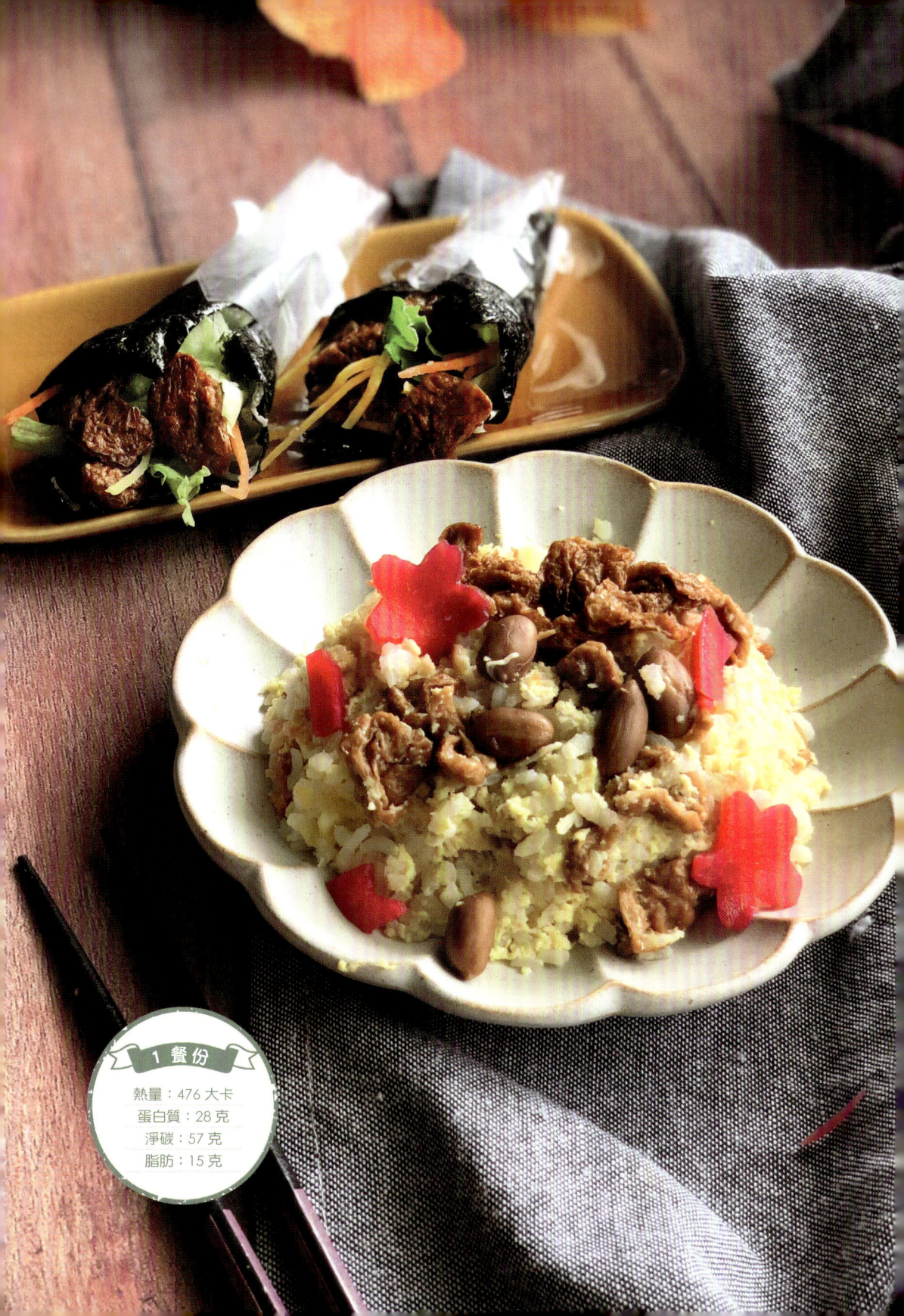

熱量：476 大卡
蛋白質：28 克
淨碳：57 克
脂肪：15 克

土豆茶碗蒸燉飯 & 烤麵筋手捲

Set meal

份量 1人份

準備器皿

中型玻璃碗 ×2 個
烘培紙

● 材料

土豆麵筋⋯半瓶（約85克）
茶碗蒸⋯1杯
雞肉飯御飯糰⋯1個
生菜沙拉⋯1盒

● 料理方式

1. 取一中型玻璃碗，將半罐土豆麵筋加入300ml熱水微波2分鐘。
2. 再取一個中型玻璃碗，取下整片御飯糰海苔，將御飯糰的飯及茶碗蒸放入碗內攪拌混合。
3. 取出麵筋將水瀝乾（用湯匙將麵筋壓乾）。
4. 處理過的土豆麵筋，取其中3／4的加入步驟2的碗中，攪拌均勻中火微波5分鐘。
5. 同時將剩下1／4麵筋用力壓出水分，平鋪在烘培紙上。
6. 將海苔對剪成兩塊正方形，御飯糰包裝紙剪下約5×7公分大小，包裝上貼紙留下。
7. 將平鋪的麵筋全火微波2分鐘，製成麵筋脆片。
8. 利用步驟6的包裝紙及貼紙將海苔捲成手捲狀，塞入生菜沙拉，再塞入麵筋脆片。

> **裝飾小技法** 可用醃製的花型白蘿蔔做增色（做法請見常備菜 P.166）。

> **提醒** 步驟1的汆燙動作，是為了將土豆麵筋的高糖高鈉醬汁給稍微清洗掉，可減去多餘熱量。

1 餐份

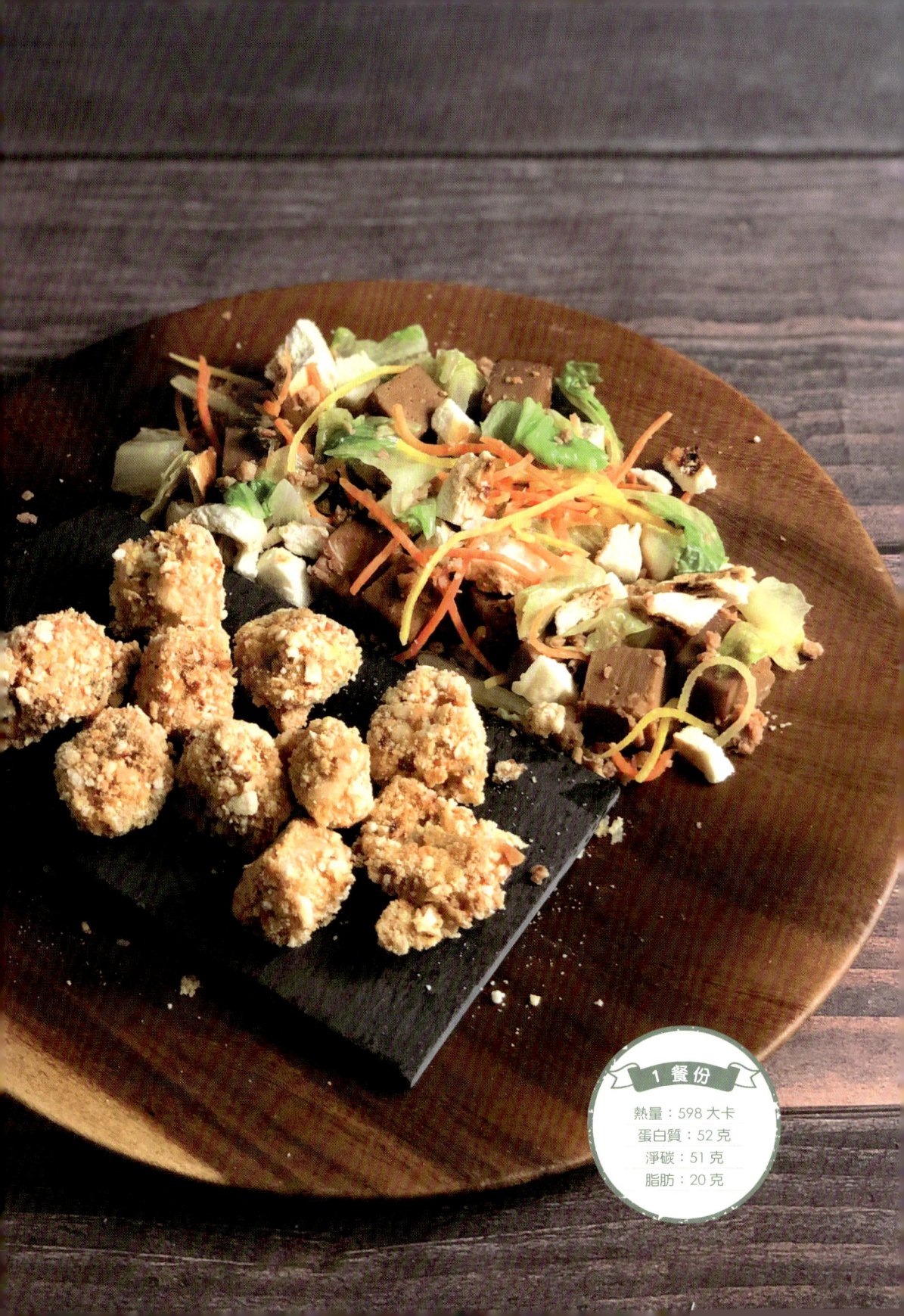

熱量：598 大卡
蛋白質：52 克
淨碳：51 克
脂肪：20 克

高麗菜包改造成偽炸雞 & 滷蛋白脆丁溫沙拉

Set meal

份量 1人份

🍚 準備器皿

中型玻璃碗 ×1 個　　大瓷盤 ×1 個
耐熱袋 ×1 個　　　　烘焙紙

● 材料

高麗菜包…1份
滷蛋白丁…1包
蒜香舒肥雞胸肉…1份
生菜沙拉…1盒
雞蛋…1顆

● 料理方式

1. 在中型玻璃碗內將滷蛋白丁泡熱水至八分滿（若無鈉含量攝取相關擔憂，可跳過此步驟）。
2. 把包子外皮與內餡分離後，將包子皮3／4量切丁後平鋪在烘培紙上，全火微波1分鐘（丁狀寬度約3mm〜5mm）。
3. 在等待微波同時，將剩下1／4的包子皮切更大塊丁（丁狀寬度約1〜2cm）。
4. 將步驟2包子皮取出後，攪拌均勻再次全火微波1分鐘。
5. 在等待時將雞胸肉切成2〜3cm塊狀。
6. 取一耐熱袋將雞蛋打入，用手捏散均勻搖晃，放入切好的雞肉丁輕捏讓蛋液沾滿表面。
7. 將剩下1／4大塊的包子皮平鋪在烘培紙上，全火微波1分鐘，取出搖晃平鋪均勻，再次全火微波1分鐘（仿製如凱薩沙拉上的麵包丁）。
8. 再將泡水的滷蛋白丁整碗放入全火微波2分鐘。
9. 等待時將步驟4的包子碎丁平鋪在大瓷盤上，將泡入蛋液的雞肉丁取出，將表面均勻沾取包子碎丁。
10. 將裹上包子碎的雞丁以環狀方式平鋪在烘培紙上，全火微波1分鐘30秒。
11. 等待微波同時將包子內餡剁碎。
12. 將微波完成的雞丁，立刻都翻面（避免底部潮濕），全火微波1分鐘30秒。
13. 等待時將滷蛋白丁水濾乾，將剁碎的包子內餡，以及生菜葉壓碎後放入裝有蛋白丁的中型碗中攪拌均勻。
14. 取出微波完成的雞丁，蛋白丁全火微波1分鐘30秒。
15. 取出蛋白丁，放入瓷盤中，將步驟7的1／4包子丁拌入。

> **裝飾小技法**　將顏色較鮮艷的生菜沙拉（例如紅蘿蔔絲）擺在蛋白丁上。

> **提醒**　若家中有胡椒鹽，在等待時可適量撒在微波後的雞肉。

Set meal

來做菜吧！

周末早午餐時光

周末也能優雅出餐,
不排隊人擠人,
在家也有網美級健康早午餐。

1 餐份

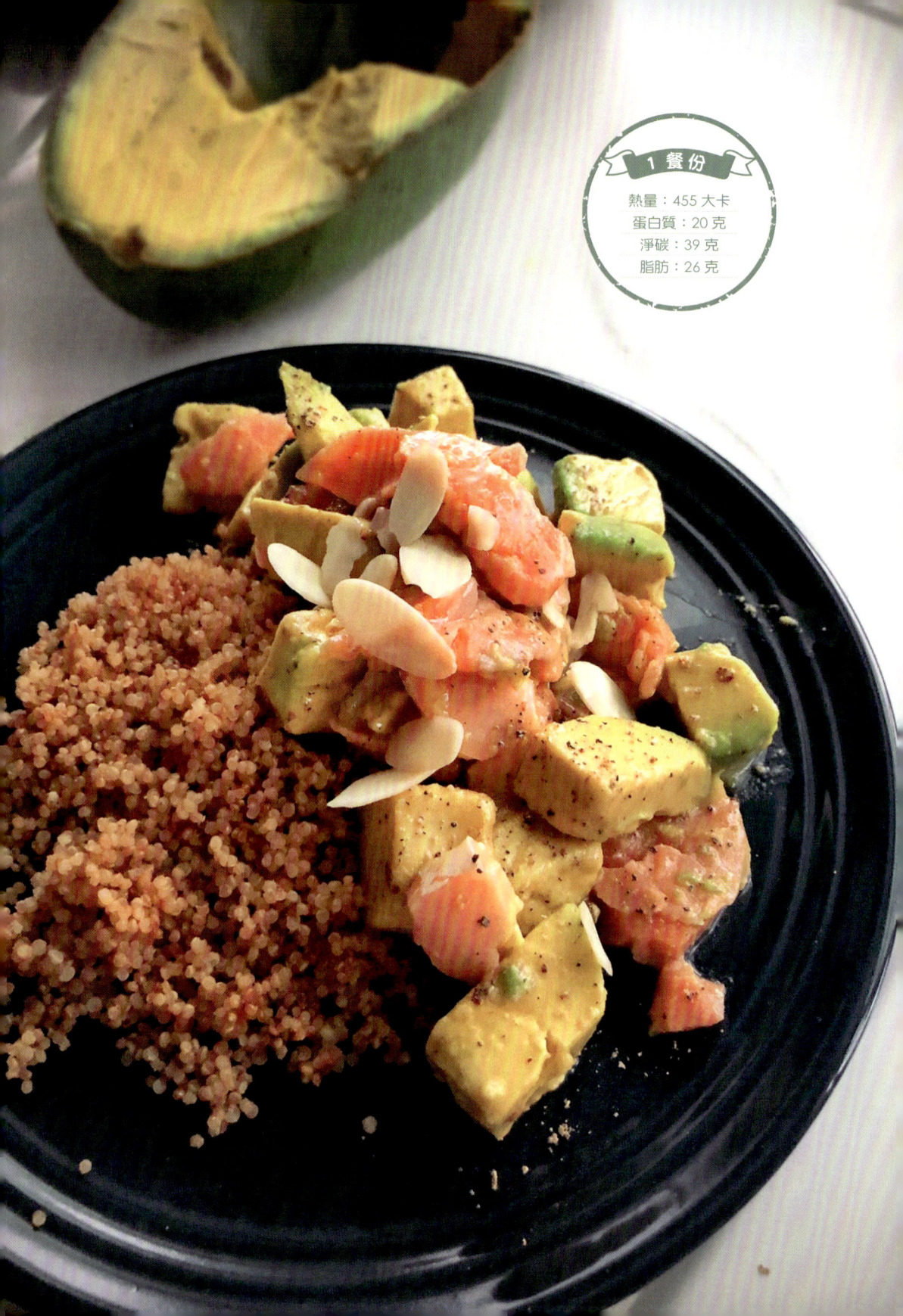

熱量：455 大卡
蛋白質：20 克
淨碳：39 克
脂肪：26 克

酪梨鮭魚藜麥溫沙拉

Set meal

份量 1人份

準備器皿
調理缽 ×1 個
中型碗 ×1 個

● 材料
生藜麥…30克
煙燻鮭魚片…80克
酪梨…150克
杏仁片…適量
紅酒醋（可用其他醋取代）…30克
黑胡椒…適量
赤藻糖醇…1克
蒜粉…適量
燒開過的溫水…150ml

● 料理方式
1. 中型碗型裡將洗淨的藜麥，加入高過藜麥一指高的水位，全火微波2分鐘30秒後，拌入少許蒜粉。
2. 等待同時，用滾開過的溫水，將鮭魚片先稍微浸泡一下，瀝掉水後，加入酪梨丁、紅酒醋、黑胡椒、赤藻糖醇攪拌。
3. 最後再撒上杏仁片。

提醒
1. 生藜麥洗淨時，建議使用濾網在水柱下沖洗，要洗淨到沒有泡泡產生為止。
2. 攪拌時需使用較小力道，才能防止酪梨在攪動時過於軟爛。
3. 煙燻鮭魚片可用較低脂的雞胸肉切丁做取代，或是買生鮮鮭魚再加上檸檬汁。
4. 藜麥可用生蕎麥做取代，優點是營養價值高，比蕎麥的油脂更少，生蕎麥的處理方法可參考 P.95 的食譜。

營養小知識
雖然酪梨、鮭魚和藜麥同屬油脂較高的食材，但皆是有助於減脂的不飽和脂肪酸，也有助身體抗發炎。

1 餐份

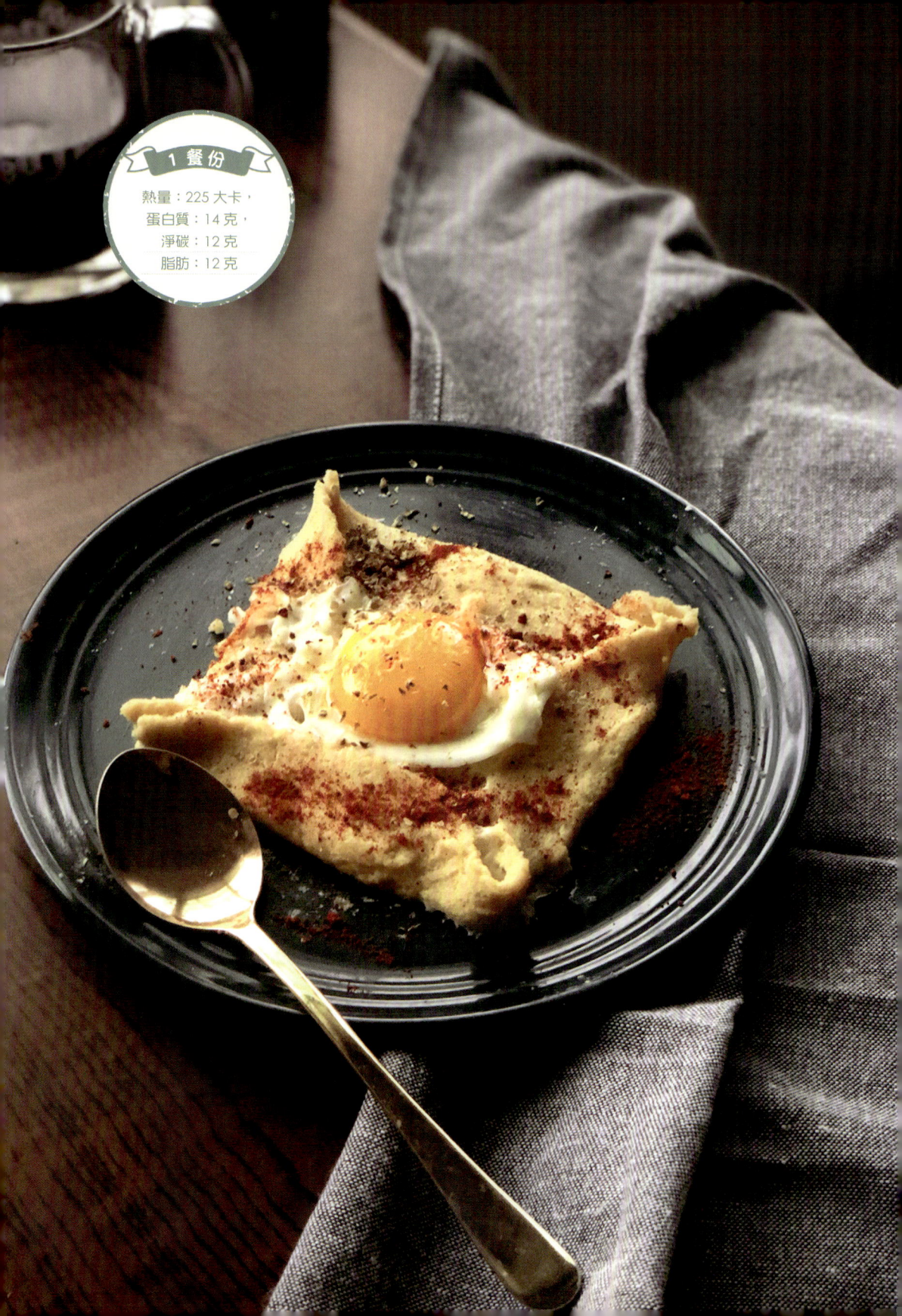

熱量：225 大卡，
蛋白質：14 克，
淨碳：12 克，
脂肪：12 克

三分鐘低醣早餐蛋餅

Set meal

份量 1人份

準備器皿

中型盤子 ×1 個
中型玻璃碗 ×1 個

● **材料**

杏仁粉⋯12克
椰子粉⋯5克
蛋⋯1個
鹽⋯適量
煙燻紅椒粉⋯適量

● **料理方式**

1. 在中型玻璃碗，混合杏仁粉、椰子粉、雞蛋。
2. 倒入盤子後，用湯匙壓平至均勻的圓薄餅狀。
3. 微波30秒後，趁熱且半熟狀態時，將四邊往內壓3公分，呈現一個正方形。
4. 在正中央先打入蛋白，全火微波30秒。
5. 取出後再加上生蛋黃。
6. 最後撒上適量的煙燻紅椒粉。

提醒

1. 步驟1至步驟3，需要連續不中斷的進行，才能有效將餅皮定型。
2. 煙燻紅椒粉，是甜紅椒的風味，並非辣類調味料，也可用較少添加物的莎莎醬取代。

營養小知識

1. 杏仁雖然富含高油質，但屬於蛋白質含量高的堅果類，其高纖維特性，可有效增強飽足感。
2. 早餐食用低醣料理的最大好處即是可以穩定一整天的血糖波動，相較於高醣量當成早餐，較不易造成嗜睡或容易餓的狀況，也能維持好胰島素的敏感度。

1 餐份

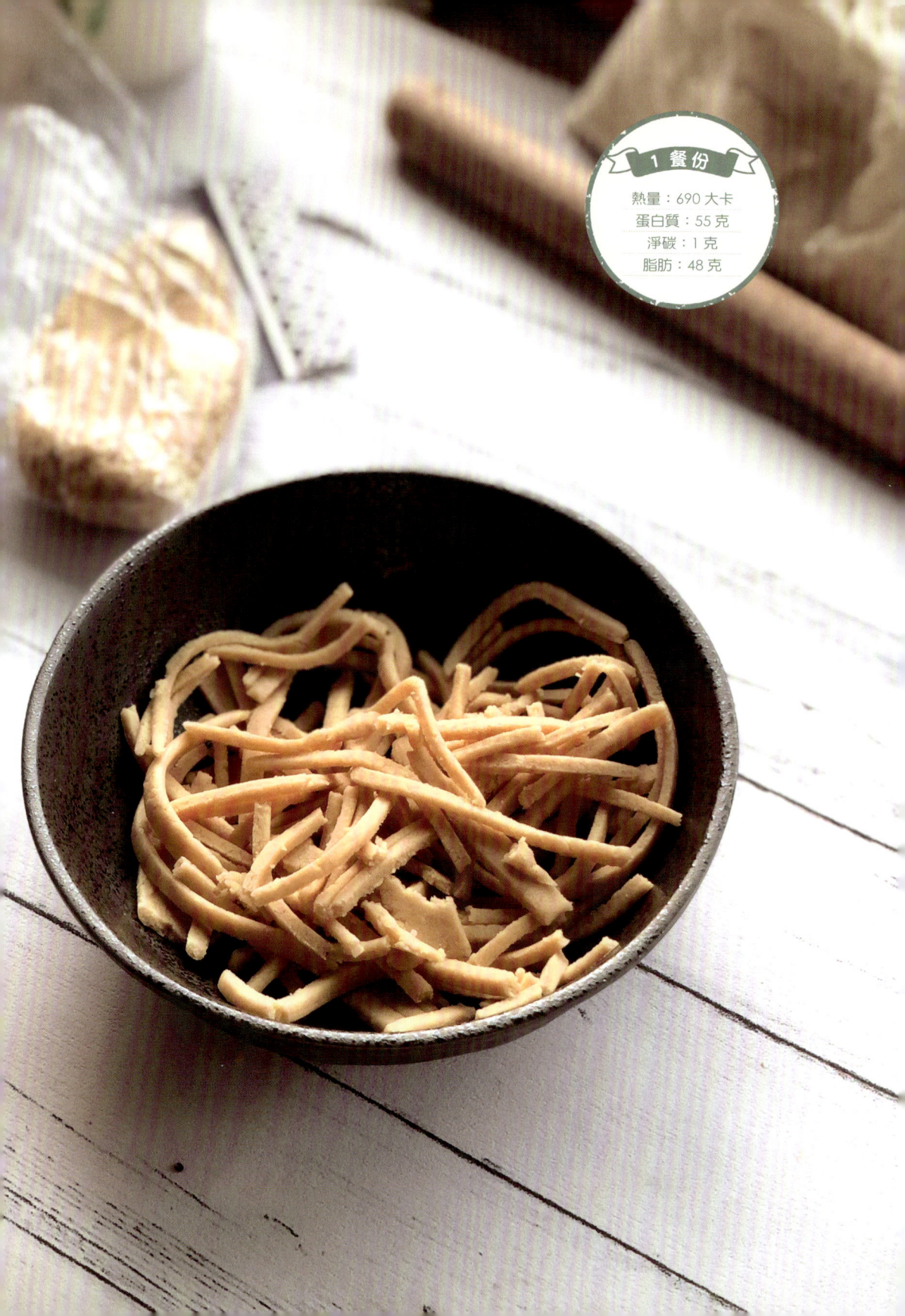

熱量：690 大卡
蛋白質：55 克
淨碳：1 克
脂肪：48 克

自製低GI高蛋白麵

Set meal

份量 2人份

🥣 準備器皿

調理鉢 ×1
桿麵棍
各類壓模（各人取決，無特定）

● 材料

亞麻仁籽粉…2大匙
紅扁豆粉…1大杯（可用鷹嘴豆粉取代）
蕎麥粉…1/2杯
再來米粉…1/2杯
鹽…1/2小匙
橄欖油…1大匙

● 麵糰製作方式

1. 先在調理鉢裡將裡將亞麻仁籽粉和6大匙水混合，並靜置15分鐘。
2. 將紅扁豆粉、蕎麥粉、再來米倒入於調理鉢裡和步驟1材料混合後，加入橄欖油，和14大匙的水。
3. 用力揉成一個麵糰後，再靜置10分鐘。
4. 在乾淨的平台上，先撒上一些在來米粉，再用桿麵棍壓平。
5. （切成麵條）切掉四邊成一個矩形，再切成細條狀。
6. （切成造型）直接用模具壓出形狀，可參考P.126、P.128食譜做成麵疙瘩。

● 麵糰煮熟方式

與一般麵方式相同，但不需加第2次水。一大碗水滾了之後，加點鹽巴，加入麵條微波全火1～3分鐘即可。

> **提醒**
> 1. 麵體建議放入冷藏一晚，會較易加熱不變形或變糊。
> 2. 麵體於熱水中煮滾的時間越長，口感會越硬，不建議煮超過3分鐘，且建議當下調味後半小時即食。
> 3. 可參考 P.141 高蛋白點心麵。

1 餐份

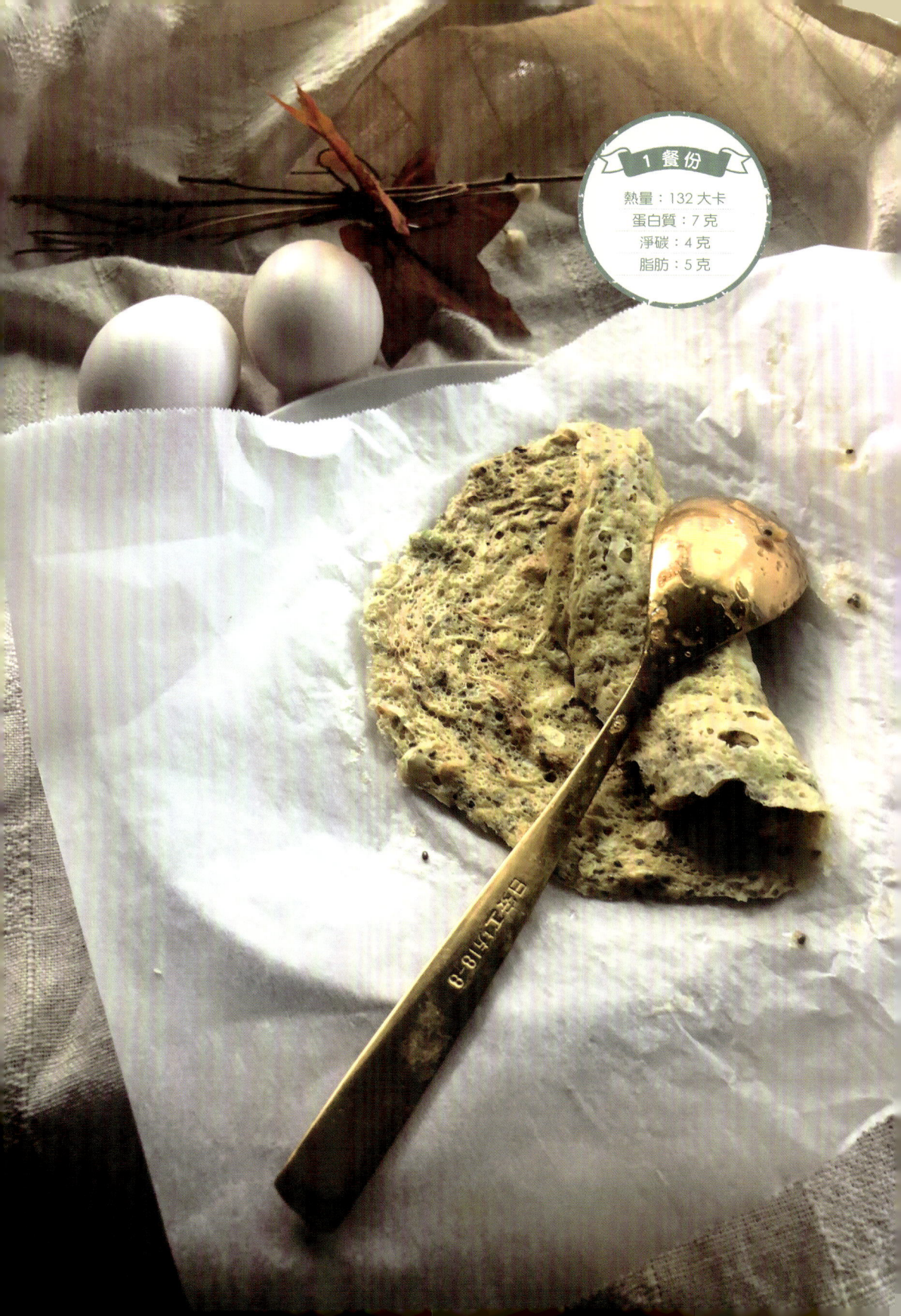

熱量：132 大卡
蛋白質：7 克
淨碳：4 克
脂肪：5 克

超低醣高蛋白捲餅皮

Set meal

份量 1人份

🥣 準備器皿
中型玻璃碗 ×1
烘焙紙

● 材料
高麗菜⋯100克
蛋⋯1顆
奇亞籽⋯1小匙
洋車前子粉⋯1小匙

● 料理方式

1. 烘焙紙剪裁成跟微波爐底盤一樣的寬度。
2. 將高麗菜切成細絲，舖滿在烘焙紙上，中火微波3分30秒後，再全火微波2分30秒。
3. 等待微波同時，在中型碗裡混合蛋、奇亞籽，最後再加洋車前子粉攪拌。
4. 取出高麗菜絲浸入調合好的蛋液裡，靜置至少3分鐘。
5. 再鋪上烘焙紙，倒入蛋液並用湯匙壓平均盡量不留空洞，整張寬度至少10×10公分寬，全火微波1分鐘，完成。

提醒　蛋液要靜置至少 3 分鐘，是為了讓奇亞籽泡軟後增加黏度。

營養小知識　雖然此食譜脂肪含量比部分市售蛋餅皮標示的脂肪含量還高，但脂肪全來自蛋黃，是屬於助於減脂的不飽和脂肪酸，相較於早餐店煎一張蛋餅皮時使用至少 1.5 ～ 2 小匙的沙拉油，油的質量是有差別的。若仍想控制脂肪攝取量，可完全僅用蛋白製作本食譜。

Ola

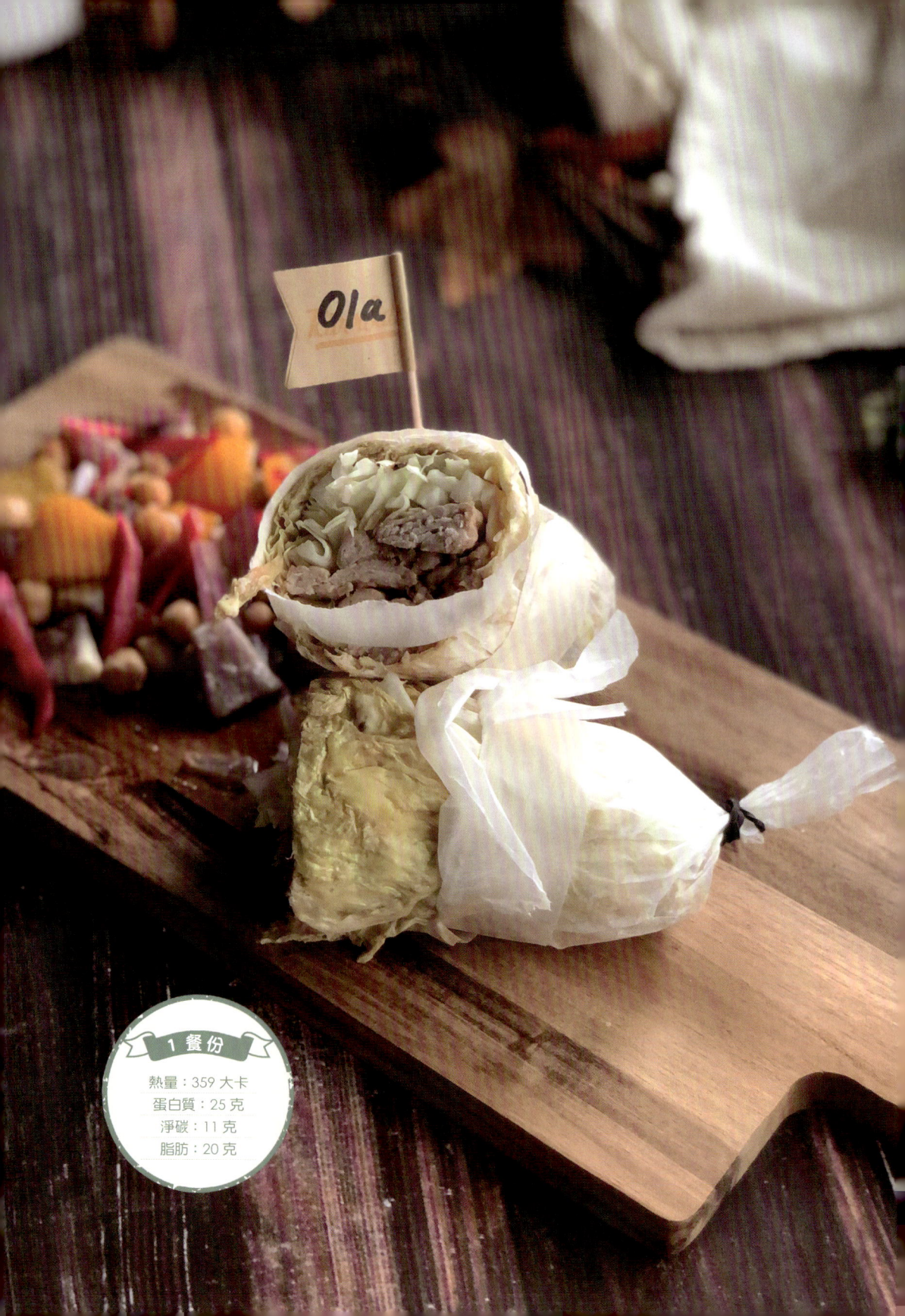

1 餐份

熱量：359 大卡
蛋白質：25 克
淨碳：11 克
脂肪：20 克

泡菜豬肉捲餅 & 鷹嘴豆沙拉

Set meal

份量 1人份

● 準備器皿

中型玻璃碗 ×2 個

● 材料

泡菜豬肉捲餅
高蛋白捲餅皮…1份（請參考P.115做法）
豬里肌肉片…60克
泡菜…10克
高麗菜絲…15克
酒…2克
鹽…適量
減鹽醬油…2克

鷹嘴豆沙拉
煮熟的鷹嘴豆…25克（請參考P.135做法）
紫洋蔥…30克
黃椒…25克
醃白蘿蔔絲…15克（請參考P.166常備菜做法）
黑胡椒…適量
橄欖油…1／2大匙
鹽…適量

● 製作方式

泡菜豬肉捲餅
1. 在中型玻璃碗，先將豬肉片拌入泡菜、酒、鹽、減鹽醬油，靜置備用。
2. 等待醃製過程先切高麗菜絲。
3. 將豬肉全火微波1分鐘，放涼備用。
4. 拿一份自製無澱粉餅皮，捲入豬肉絲和高麗菜絲。

鷹嘴豆沙拉
將所有材料混合後，全火微波1分鐘。

提醒
1. 在包覆捲餅時，建議最外層用烘焙紙、錫箔紙、耐熱袋裹起，也可用橡皮筋輔助，最終切成段時，才不易散開。
2. 在此篇食譜裡泡菜雖為醃製肉品的角色，也可以再備額外的份量，在最後和豬肉片一起捲入，但建議先在旁準備一張廚房紙巾，將泡菜本身過多的湯汁給吸收掉，才不會在食用時，有過多湯汁流出的問題。
3. 也可直接使用市售鷹嘴豆罐頭。

1 餐份

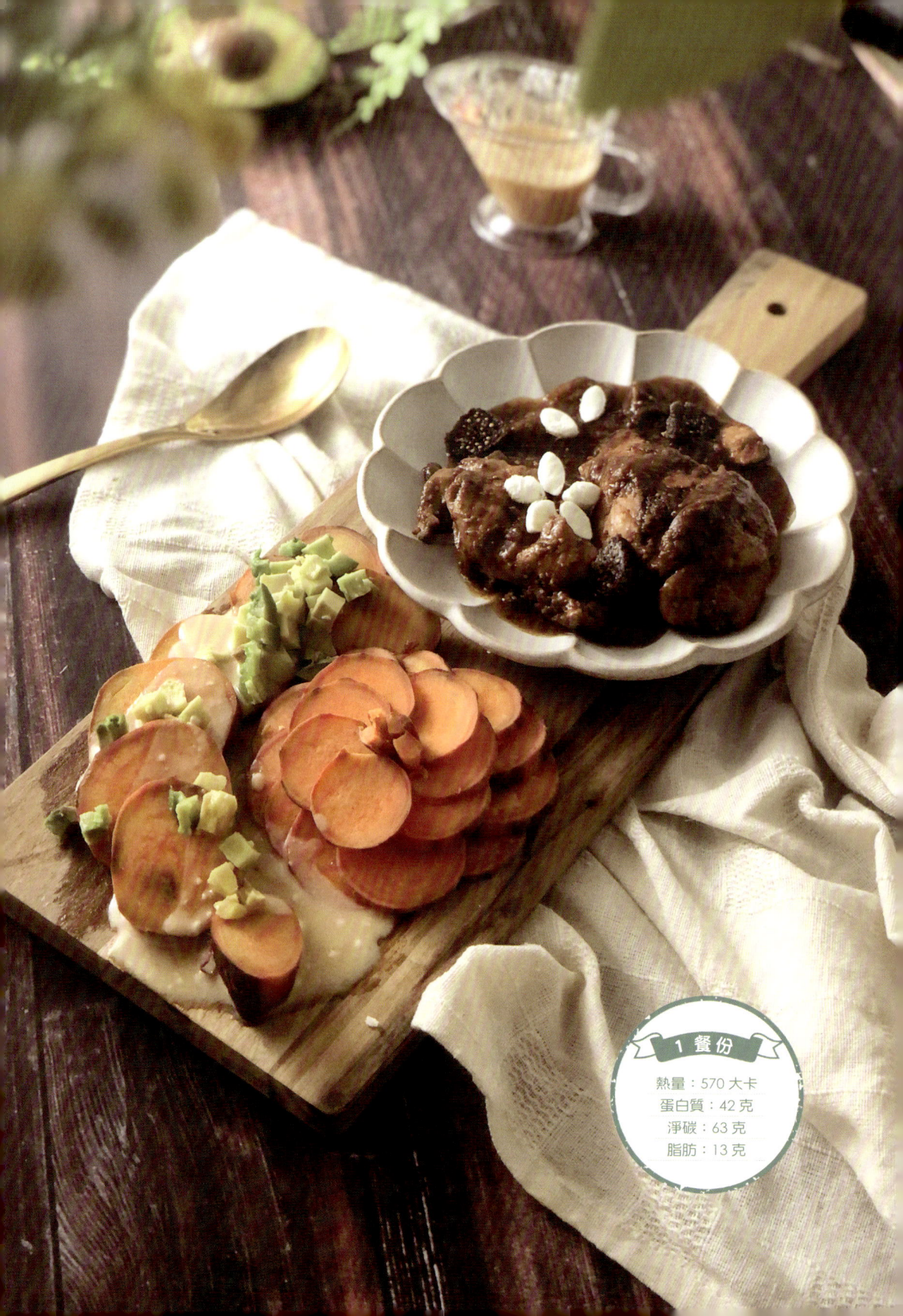

熱量：570 大卡
蛋白質：42 克
淨碳：63 克
脂肪：13 克

無花果雞胸＋酪梨優格地瓜

Set meal

份量 1人份

🥣 準備器皿
中型玻璃碗 ×1
耐熱袋 ×1

● 材料

無花果雞胸
無花果乾…30克
雞胸肉…150克
黃芥茉…1大匙
羅漢果糖粉…1／2大匙
蒜頭…2克
黑胡椒…適量
巴薩米克醋…60克
迷迭香…少許（選擇性加入）
橄欖油…1／2大匙
鹽…適量

酪梨優格地瓜
酪梨…25克
希臘優格…30克
地瓜…120克
洋車前子粉…2小匙
檸檬汁…1大匙
巴薩米克醋…2小匙
黑胡椒…適量

● 料理方式

無花果雞胸
1. 將無花果乾切成片狀，再將材料全部混合，放進耐熱袋裡，冷藏隔夜醃製。
2. 中型碗內，醃製好的雞胸微波解凍模式的火力8分鐘。

酪梨優格地瓜
1. 地瓜用沾濕廚房紙巾，全火微波2分鐘。
2. 等待同時，調合希臘優格、洋車前子粉檸檬汁、巴薩米克醋、黑胡椒，製成優格醬。
3. 地瓜取出切成片，淋上優格醬，再加上酪梨丁。

裝飾小技法
1. 地瓜可排列成花型。
2. 可將蛋白片，壓成花瓣裝飾，蛋白片做法可以參考 P.139。

提醒
若沒有紙巾覆蓋地瓜，可以在底盤裝點水分，再蓋上微波蓋加熱，讓地瓜保留水分。

1 餐份

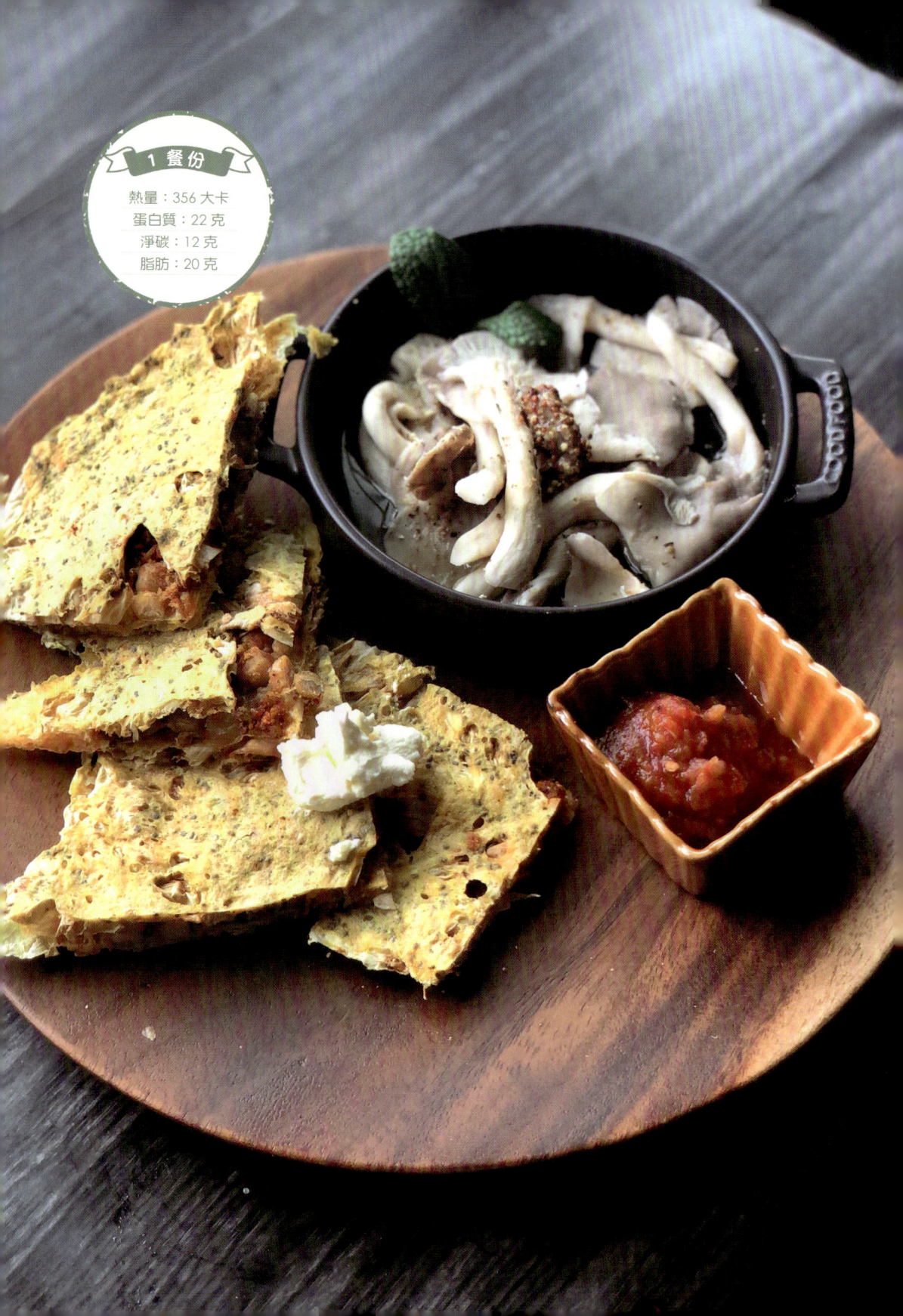

熱量：356 大卡
蛋白質：22 克
淨碳：12 克
脂肪：20 克

Set meal

無澱粉鷹嘴豆墨西哥烤餅＋白酒秀珍菇

份量：1人份

準備器皿
中型玻璃碗 ×1 個
中型盤 ×1 個
烘焙紙

● 材料

無澱粉鷹嘴豆墨西哥烤餅
高蛋白捲餅皮…2張（請參考P.115做法）
鷹嘴豆…50克（請參考P.135做法）
蒜末…3克
西班牙紅椒粉…1小匙
橄欖油…2克
鹽…適量
乳酪絲…5克
莎莎醬…35克

白酒清炒秀珍菇
秀珍菇…45克
白酒…3克
蒜末…1小匙（或黃芥末籽醬）
橄欖油…適量
鹽…適量

● 料理方式

無澱粉鷹嘴豆墨西哥烤餅
1. 中型玻璃碗內，把鷹嘴豆、蒜末、西班牙紅椒粉、橄欖油、鹽混合均勻。
2. 烘焙紙上，蓋一張捲餅皮，舖上步驟1所有材料，再蓋上一張捲餅皮，進微波爐後，再壓上一個盤子，全火微波1分鐘30秒。
3. 取出，以十字型切出四等份。

白酒清炒秀珍菇
將材料全混合後，全火微波2分鐘。

提醒
1. 如果擔心乳酪絲熱量與脂肪太高，可用豆腐乳再調和一點洋車前子粉代用。
2. 微波烤餅時壓一個蓋子目的，是為了讓起士溶解時，更能黏著在兩張餅皮之間。

1 餐份

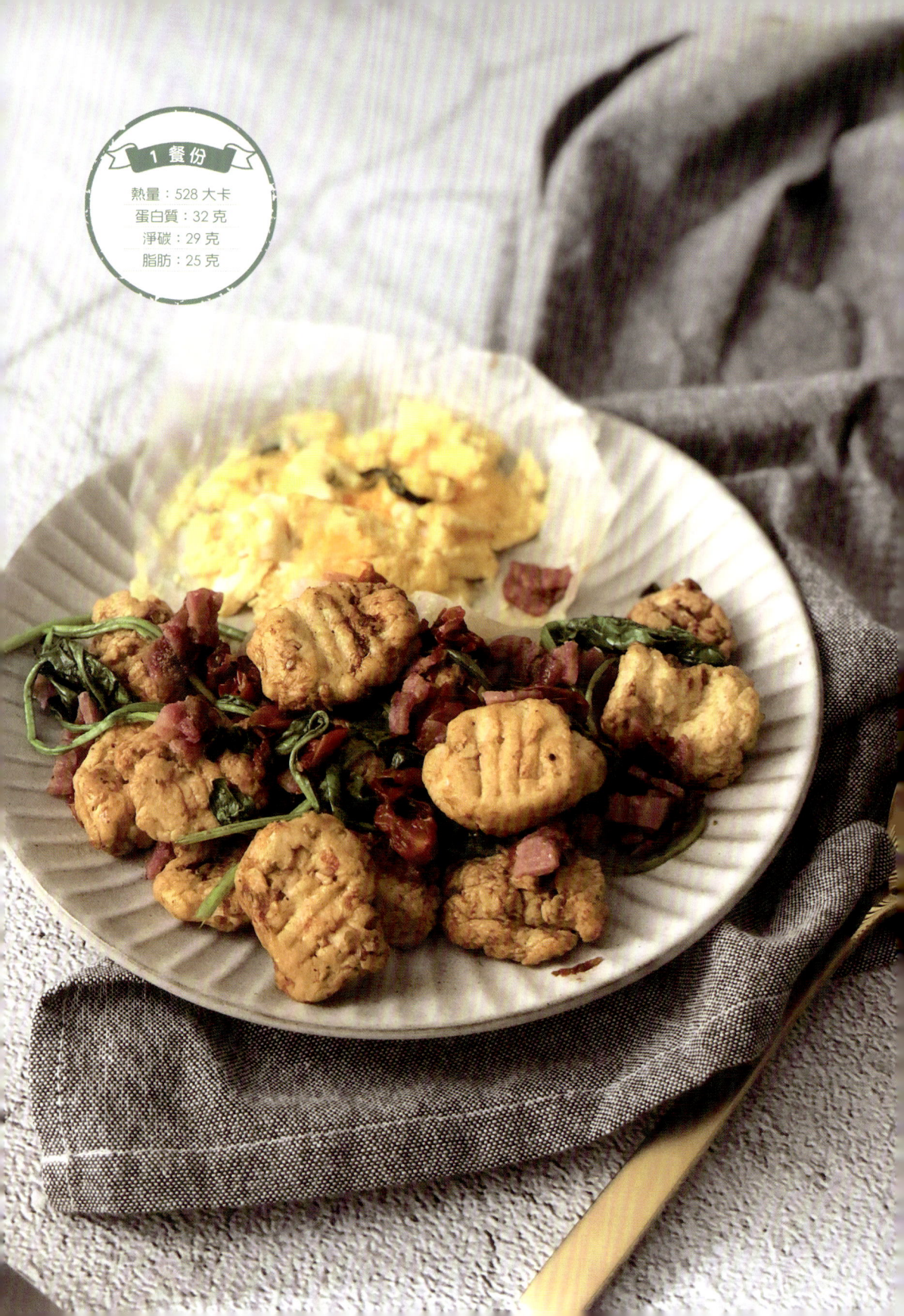

熱量：528 大卡
蛋白質：32 克
淨碳：29 克
脂肪：25 克

巴薩米克醋炒低醣麵疙瘩＋迷迭香炒蛋

Set meal

份量 1人份

🥣 準備器皿

烘焙紙
中型玻璃碗 ×1 個
大瓷盤 ×1 個

● 材料

白花椰菜麵疙瘩

材料A
白花椰菜米…120克
帕瑪森起士粉…1大匙
蛋…1顆
鷹嘴豆粉…16克
洋車前子粉…8克
杏仁粉…8克（或紅扁豆粉）
橄欖油…4克（或酪製油）
蒜粉…適量
鹽…適量

材料B
菠菜…10克
小番茄…65克
巴薩米克醋…5克
橄欖油…1小匙
蒜粉…適量
黑胡椒…適量
低脂培根丁…10克

高蛋白迷迭香炒蛋
新鮮迷迭香葉…2克（或1小匙迷迭香料粉）
雞蛋…1顆
無調味高蛋白粉…2小匙
水…10克
鹽…適量

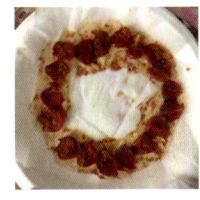

● 料理方式

白花椰菜麵疙瘩

1. 先將小番茄都對切，在瓷盤上呈環狀排列，再全火微波3分鐘（如附圖）。
2. 等待上一步驟微波時，中型碗裡同時混合材料A，再取出微波完成的小番茄，把麵漿放入全火微波加熱30秒。
3. 取出麵漿快速攪拌後，會形成麵糰，把麵糰切分成理想大小後（這時麵糰黏度仍非常高），保持1顆麵疙瘩以上寬度的距離，舖在烘焙紙上，全火微波30秒。
4. 微波結束後馬上取出，隔著烘焙紙，用手將已澎脹的麵疙瘩各別用力捏緊，把每一個捏成橢圓長方塊後，再用湯匙在雙面用力壓出橫紋。
5. 在中型碗裡混合材料B，再加入麵疙瘩，攪拌均勻，全火微波1分鐘。

高蛋白迷迭香炒蛋

1. 中型碗裡混合所有材料，以全火微波30秒。
2. 取出用湯匙拌炒一下，再以全火微波20秒，馬上取出再拌炒。

> **提醒** 半熟的麵糰黏度非常高時，可用湯匙切出適當大小後，用一支筷子幫忙，推到烘焙紙上排列。

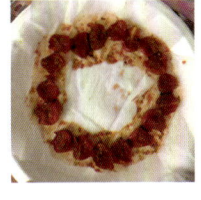

1 餐份

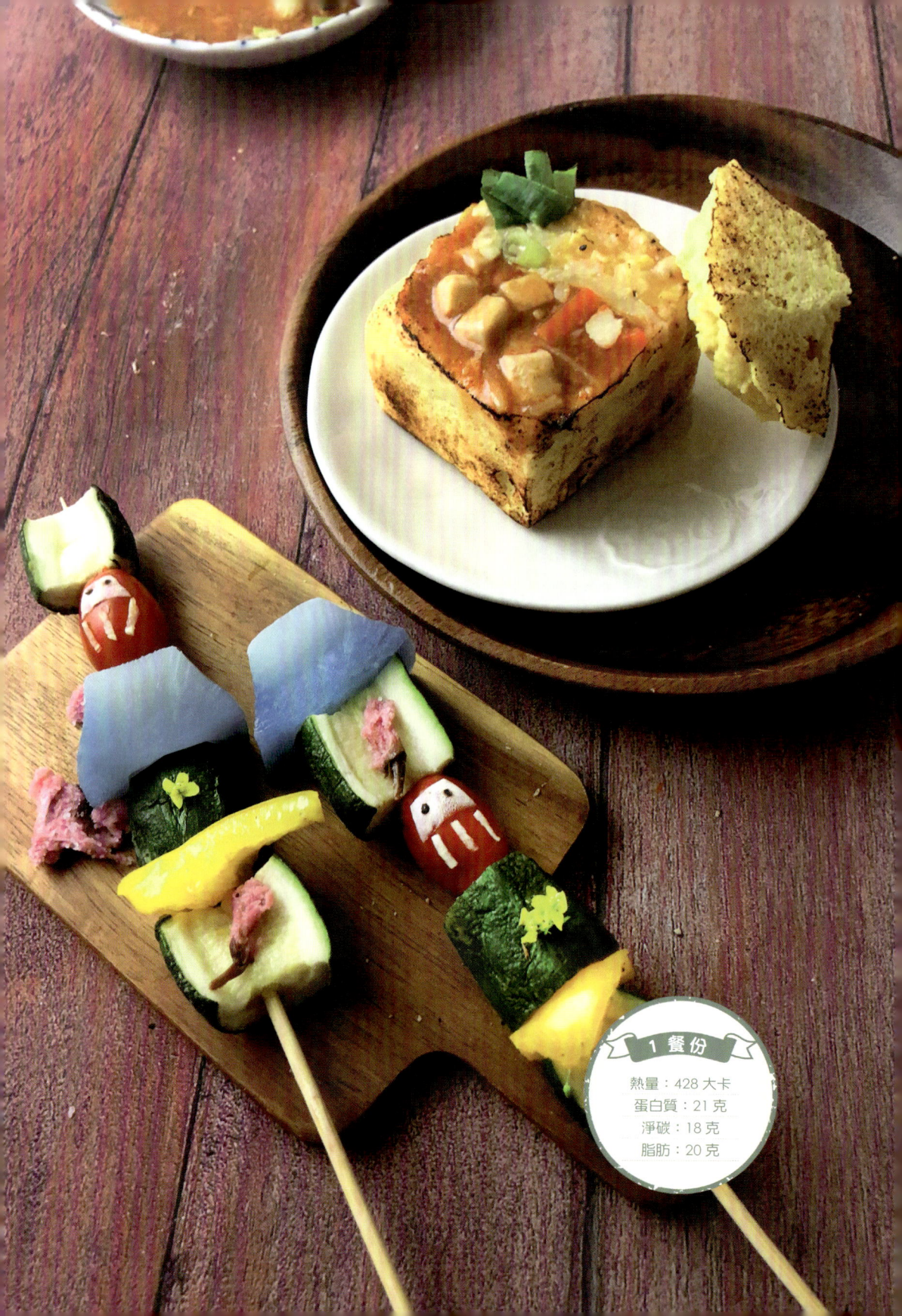

熱量：428 大卡
蛋白質：21 克
淨碳：18 克
脂肪：20 克

麻婆豆腐小金磚＋造型蔬菜串

Set meal

份量：1人份

🥣 準備器皿

100ml 小杯子 ×1 個
竹籤 ×2 支
中型盤 ×1 個
炙燒用火槍（可不選擇用）※請一定要注意安全

● 材料

白蘿蔔…50克
小蕃茄…20克
蝶豆花…2朵
100卡的麻婆豆腐調理包…1份
低碳高蛋白吐司…90克（請見P.145做法）
黃椒…15克
櫛瓜…45克

● 製作方式

1. 將白蘿蔔切成兩個梯形（製作小富士山）。
2. 在小杯子裡底部先放入蝶豆花，再併排放入白蘿蔔，慢慢把水注入直到白蘿蔔1/2的高度即可，靜置2～4小時染色。
3. 生酮吐司切成正方形一份後，用刀挖出一個錐形的頂蓋，且吐司中間有深度的凹槽。
4. （可選擇性跳過步驟）用炙燒火槍小心的在表層烤出微焦的金黃色外表。
5. 將低卡的麻婆豆腐調理包（如附圖），倒入約3大匙的量後，整個吐司微波加熱1分鐘。（可選擇性加上乳酪絲）。
6. 將櫛瓜切塊後，微波全火30秒後，靜置備用。
7. 用竹籤將所有蔬菜塊連接上，完成。

> **裝飾小提醒**
> 1. 可利用白蘿蔔切片做成小蕃茄上的不倒翁造型，再用黑芝麻或海苔做出眼睛。
> 2. 用芥菜上的小黃花或醃製櫻花裝飾在櫛瓜塊上（醃製櫻花可於烘焙食材店找到）。
> 3. 家裡沒有烤箱時，就可以用炙燒火槍在表面仿照出烤的表面焦黑感。

1 餐份

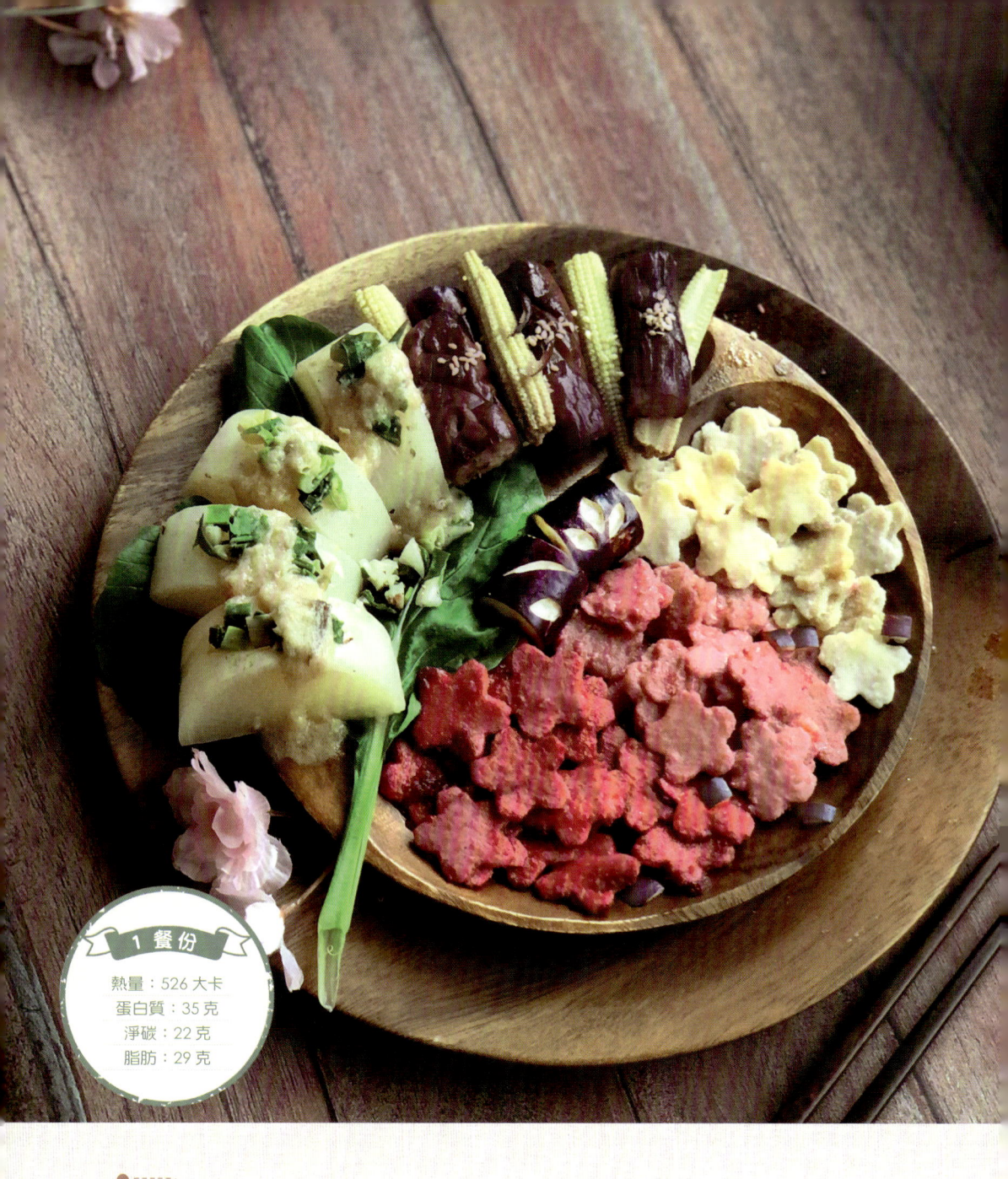

熱量：526 大卡
蛋白質：35 克
淨碳：22 克
脂肪：29 克

裝飾小技法
1. 白蘿蔔下方可利用些許生菜舖底。
2. 若有剩飾食材，例如：生的茄子，可雕花後做擺盤裝飾（如圖正中央）。

提醒
1. 麵疙瘩建議放入冷藏一晚，會較易加熱不變形或變糊。
2. 麵疙瘩煮越久會越硬，不建議煮太久。

苦茶油高蛋白麵疙瘩＋味噌燉蘿蔔＋醬燒茄子

Set meal

份量 1人份

🥣 準備器皿

中型玻璃碗 ×1
150ml 以上的杯子 ×1
各類壓模（造型取決個人，無特定數量）

● 材料

櫻花高蛋白麵疙瘩
花型高蛋白麵疙瘩…120克
（可參考P.113）

染色汁
甜菜根粉…10克
水…150克

醬燒茄
玉米筍…25克
茄子…50克
減鹽醬油…3克
無食鹽柴魚昆布粉…1小匙
鹽…適量
麻油…3克
水…80克
白芝麻…2克

味噌燉蘿蔔
材料A
白蘿蔔…160克
水…70克
無食鹽柴魚昆布粉…2克
減鹽醬油…4克
酒…3克
鹽…1小匙
無食鹽柴魚昆布粉…2克

材料B
蔥末…30克
味噌醬…2克
減鹽醬油…1小匙

材料C
味噌醬…5克
洋前車子粉…1克
水…10克

製作方式

漸層櫻花麵疙瘩

1. 櫻花麵分成每40克的三等份，再準備一個杯子，加甜菜根粉和150ml的水。
2. 第一份櫻花麵以麵體：冷水的1：8比例，以全火微波1分鐘後，馬上瀝掉水分，沖上冷水，再瀝掉，接著馬上拌進些許橄欖油，泡進混合甜菜根水的杯子靜置3分鐘左右（依喜好染色程度調整時長）。
3. 第二份櫻花麵，重覆上一個步驟的加熱方式，但不再染色，直接上桌先擺盤。
4. 把步驟2的染好色的麵，先取出瀝掉水，擺盤（記得跟無染色麵中間保持一個空間）。
5. 第三份櫻花麵，重覆步驟2的加熱方式，泡進混合甜菜根水的杯子裡靜置1分鐘左右（依喜好染色程度調整時長），再擺盤上桌。

味噌燉蘿蔔

1. 白蘿蔔先切成三至四等份，中間切出一個倒三角切口。
2. 混合所有材料A後，全火微波3分鐘（建議事先加熱好，浸泡一晚味道會好更多）。
3. 等待上一步驟加熱過程，混合材料B。
4. 白蘿蔔先擺盤，再將每一塊白蘿蔔切口，塞進材料B。
5. 再淋上材料C的味噌醬。

醬燒茄子

1. 在耐熱袋裡，加入麻油和茄子，用手把茄子表面都沾上油，再加入50克的鹽水，全火微波30秒。
2. 再加入玉米筍、水、鹽、減鹽醬油、無食鹽柴魚昆布粉，中火微波2分鐘30秒。
3. 擺盤時再撒上白芝麻。

1 餐份

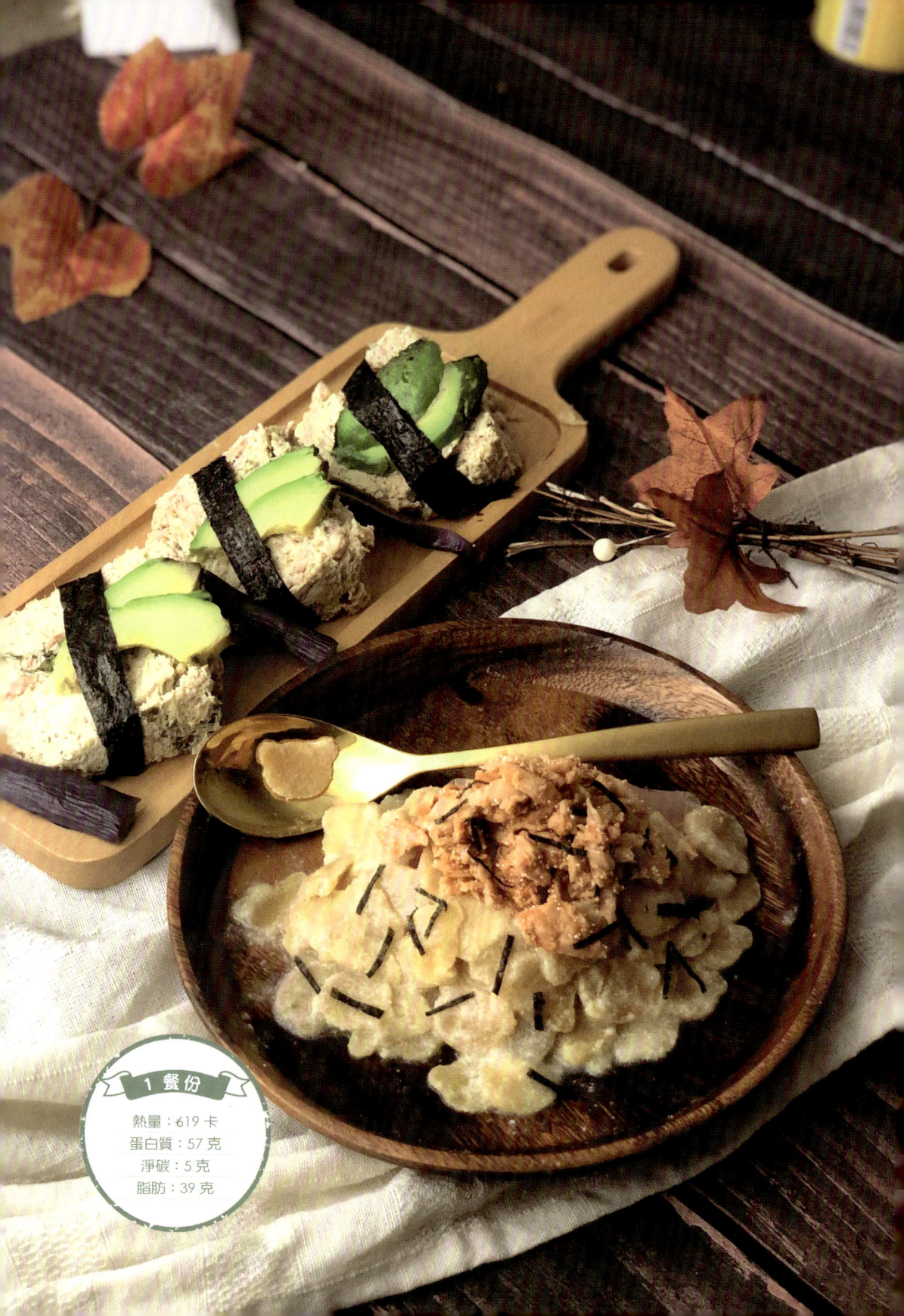

熱量：619 卡
蛋白質：57 克
淨碳：5 克
脂肪：39 克

明太子麵疙瘩＋酪梨鮪魚菠菜蛋

Set meal

份量 1人份

🍵 準備器皿

利樂包 ×1 個
中型碗 ×1 個

● 材料

明太子麵疙瘩
明太子鮪魚醬⋯30克
低GI高蛋白麵疙瘩⋯80克（請參考P.112）

鮪魚菠菜蛋
水煮鮪魚罐頭⋯70克
蛋⋯2顆
洋車前子粉⋯5克
減鹽醬油⋯5克
酒⋯3克
羅漢果糖⋯5克
菠菜葉⋯15克
酪梨⋯100克
海苔片⋯1份
水⋯100克

● 料理方式

明太子麵疙瘩

1. 在中型碗內，以麵體：冷水約1：8的比例，微波大火1分鐘後，立刻瀝掉水分，沖上冷水，再瀝掉，接著馬上拌進些許橄欖油和適量的鹽。
2. 再加上明太子醬和少許海苔絲。

酪梨鮪魚菠菜蛋

1. 將鮪魚罐頭水分瀝掉，再準備一個洗淨的利樂包，不需修剪高度，拆開封口。
2. 在利樂包混合所有材料（洋車前子粉最後加入），全火微波5分鐘，等待同時切酪梨片。
3. 取出後將利樂包剪開，切分成3個梯形。
4. 擺上酪梨片和海苔。

> **裝飾小技法** 若冰箱還有剩餘的紫紅色系食材，可加入些許做妝點，例如茄子。

> **提醒**
> 1 明太子醬可用明太子鮪魚罐頭取代。
> 2 麵疙瘩煮越久會越硬，不建議煮太久。

1 餐份

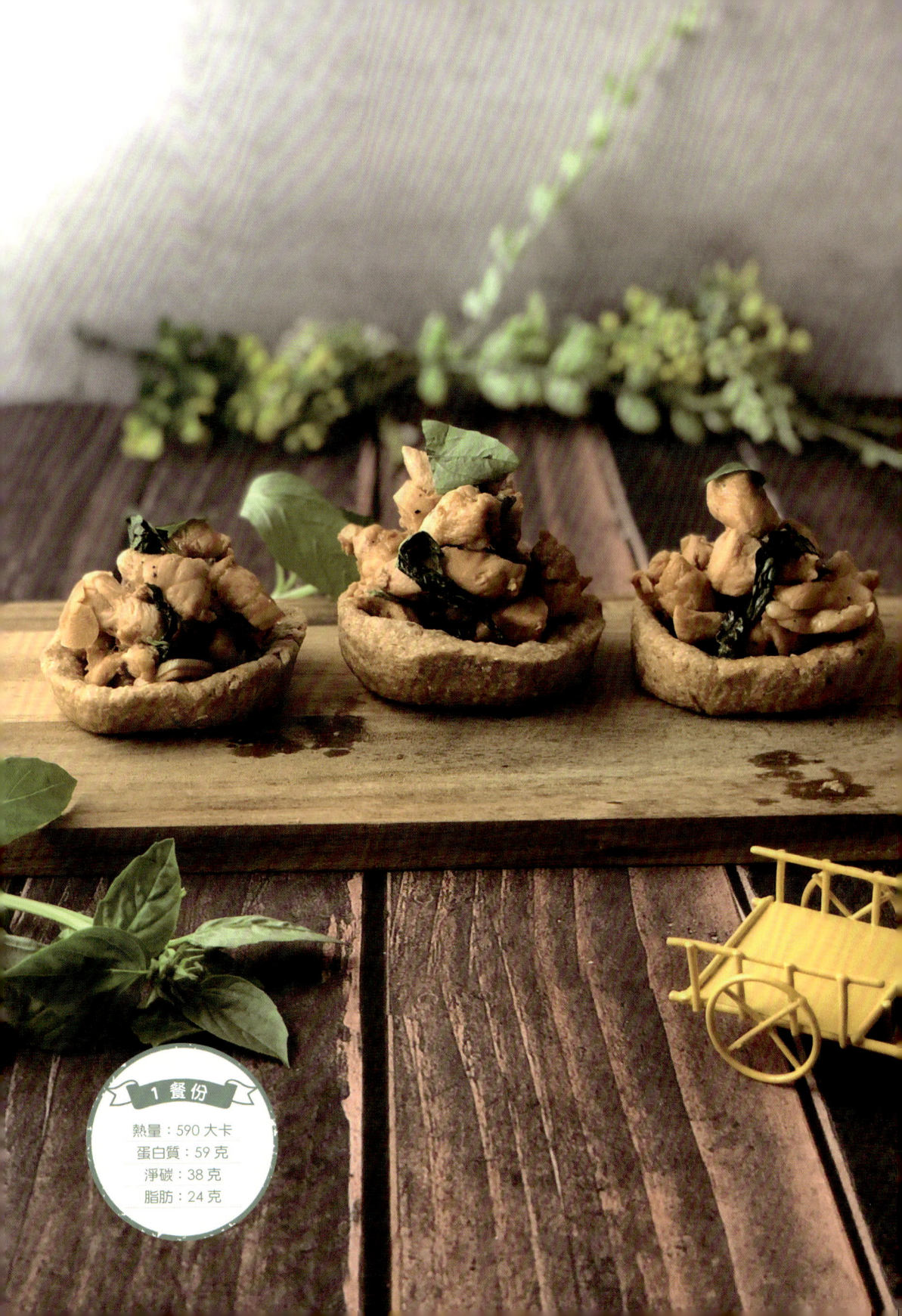

熱量：590 大卡
蛋白質：59 克
淨碳：38 克
脂肪：24 克

無麩質低GI三杯雞塔

Set meal

份量 1人份

準備器皿

調理缽 ×1
烘焙紙
約5公分直徑寬的小杯子 ×1
中型玻璃碗 ×1

● 材料

塔皮
無麩質燕麥⋯40克
植物性分離乳清（碗豆粉）⋯65克
椰子粉⋯5克
減鹽醬油⋯3克
洋車前子粉⋯2小匙
酪梨油⋯8克（或橄欖油）
老薑粉⋯1小匙
香蒜粉⋯2小匙
椰漿粉⋯1大匙（或奶粉）
水⋯100克
黑胡椒⋯適量

三杯雞
雞胸肉⋯150克
九層塔⋯4克
羅漢果糖粉⋯1小匙
酒⋯25克
減鹽醬油⋯40克
蒜頭⋯1瓣
老薑粉⋯2小匙（或薑片5克）
麻油⋯1大匙

● 料理方式

1. 將塔皮材料在調理缽裡混合（洋車前子最後加）。
2. 把塔皮麵糰分成三等份。
3. 取其中一等份，壓入小杯子中，用湯匙輔助壓成塔皮形狀，各別中火微波2分鐘30秒，放涼備用。
4. 中型玻璃碗裡，先加入薑粉和麻油攪拌，全火微波1分鐘，再加入羅漢果糖粉、酒、減鹽醬油、蒜頭，全火微波2分鐘30秒，把醬汁煮稠。
5. 等待同時，把雞胸肉切丁。
6. 取出醬汁，加入雞肉丁和九層塔，中火微波5分鐘，最後趁熱時，馬上加入1小匙酒攪拌。
7. 將雞肉丁疊進塔皮中，完成。

裝飾小技法 保留新鮮九層塔裝飾。

提醒
1 塔皮在塑形時，盡量壓薄一點，因為在微波過程，會稍澎脹變厚。
2 老薑和麻油一起微波易變焦，可分次成每30秒檢查一次。

營養小知識 用椰漿取代牛奶，可避免乳糖不耐症問題。

Set meal

來做菜吧!

高蛋白／低醣甜點 ｜ 健身專屬午茶時光、可隨身攜帶的小零食

姊妹們的下午茶，
好吃，不胖又可愛超低醣高蛋白甜點。
13個下午茶、甜點提案，
同場加映餐桌布置、料理裝飾法則。

1 餐份

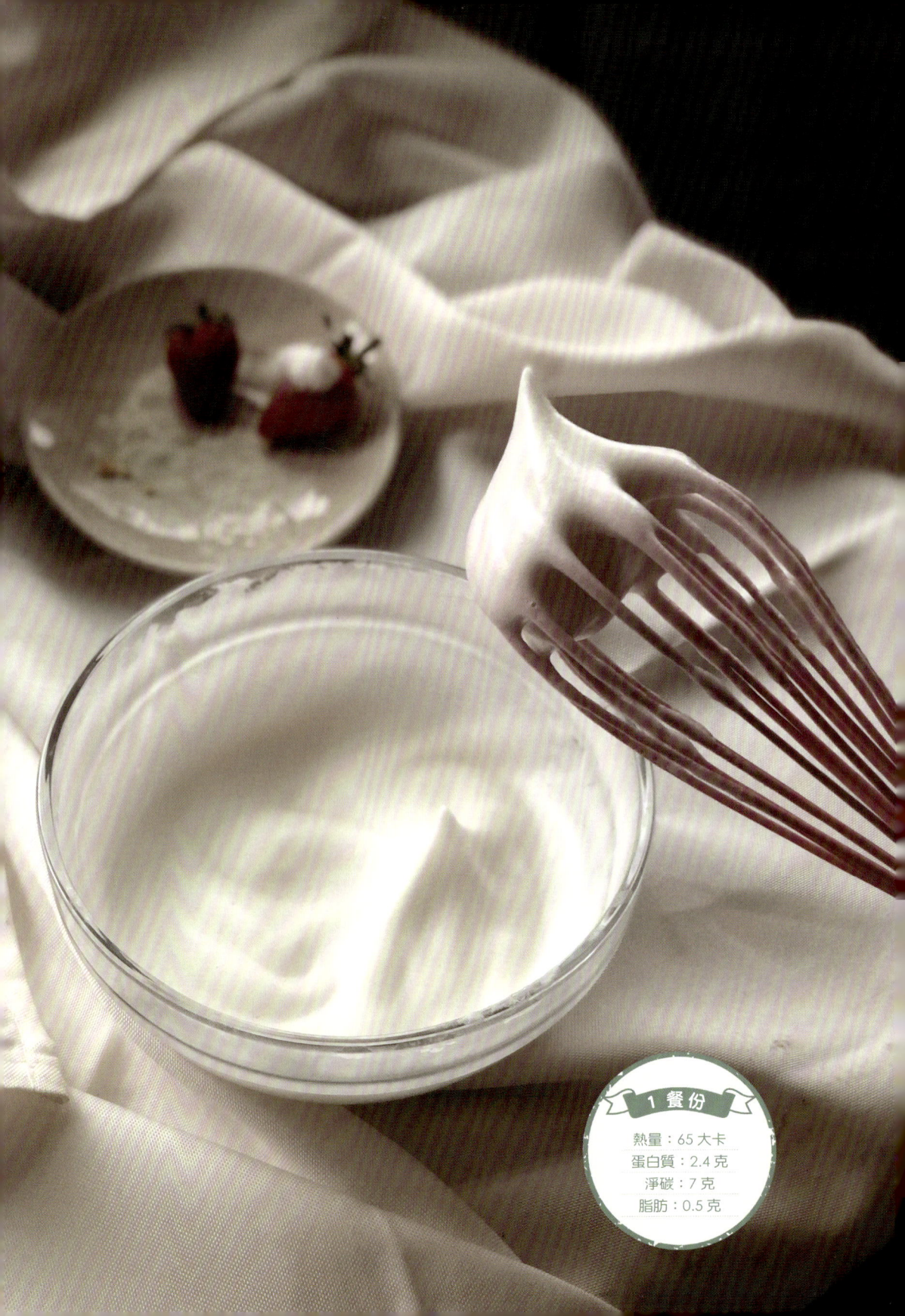

熱量：65 大卡
蛋白質：2.4 克
淨碳：7 克
脂肪：0.5 克

鷹嘴豆奶油

Set meal

份量 1～2人份

🥣 準備器皿

調理缽 ×1 個
打蛋器
濾網 ×1 個

● 材料

生的鷹嘴豆…150克
水…500ml
塔塔粉…2小匙
赤藻糖醇…3小匙（可依個人喜好調整份量）

● 製作方式

1. 將洗淨的生鷹嘴豆泡入水內，放進冰箱浸泡一整夜（若能浸泡2天更佳）。
2. 將浸泡完成的鷹嘴豆，連同浸泡的水，全火微波8分鐘後。
3. 去除表面的泡沫，將表面再蓋上微波蓋，轉中火10分鐘後，建議用蓋燜住20分鐘，再開蓋（若燜蓋後的鷹嘴豆不夠軟爛，再加蓋中火微波10分鐘）。
4. 用濾網將水瀝出在另一個容器內，放入冷藏至完全退熱為止。
5. 將完全退熱的鷹嘴豆水，加入塔塔粉、赤藻糖醇，用打蛋器打發至綿密的蛋白霜為止，完成。
6. 煮熟的鷹嘴豆可運用於其他食譜上（可參考P.120）。

提醒
1. 打發完成的蛋白霜狀態，是蛋白霜附著在打蛋器上的尖端是硬挺的。
2. 赤藻糖醇可用羅漢果糖做取代。
3. 網路有食譜教學可利用檸檬汁取代塔塔粉的做法，但實際操作後效果不如塔塔粉理想。

營養小知識
鷹嘴豆奶油是植物性奶油，是純素食烘培中常見的 Apuafaba（俗稱鷹嘴豆水）打發而成的鮮奶油，油脂含量和熱量都比乳製品的鮮奶油還低很多，脂肪量甚至相差 30 倍以上，也不必擔心乳源是否優良的問題。

1 餐份

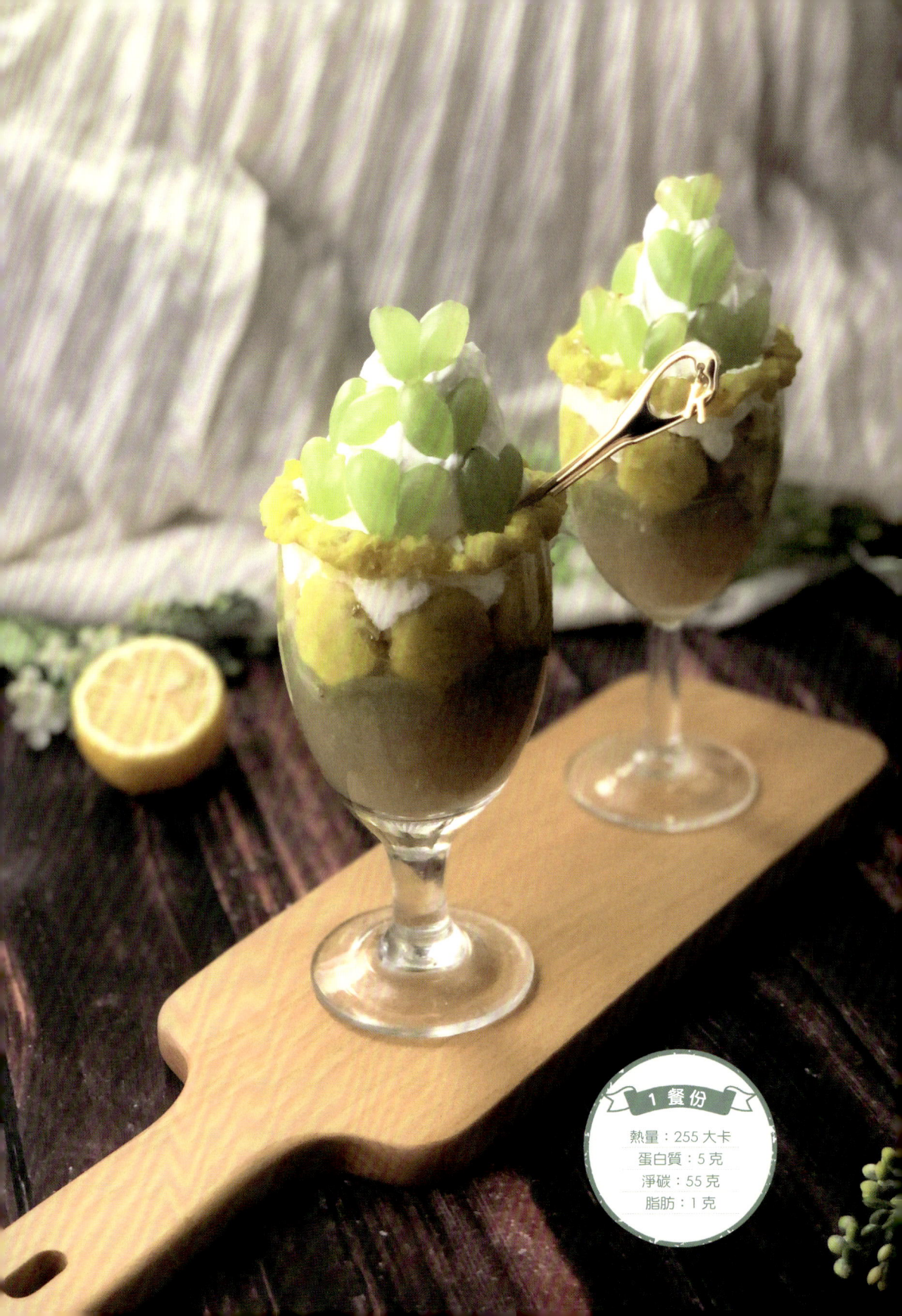

熱量：255 大卡
蛋白質：5 克
淨碳：55 克
脂肪：1 克

低卡低脂青葡萄偽奶油果凍杯

Set meal

份量 2人份

🥣 準備器皿

甜點容器 ×2 個
耐熱袋 ×1 個

● 材料

鷹嘴豆製成的甜鮮奶油…180克
綠葡萄…100克
地瓜…150克
洋車前子粉…3克
水…205克

● 製作方式

1. 將地瓜用沾濕的紙巾包起，全火微波1分鐘。
2. 將綠葡萄60克，再加入洋車前子粉7克，水200克，加入果汁機或調理機一起打成泥，對半倒入甜點容器內。
3. 將地瓜切成碎丁，放入耐熱袋裡，再加入5克的水，全火微波1分鐘。
4. 加入洋車前子粉3克，用手捏均勻。
5. 地瓜泥搯成小球狀，環繞杯子壁上一圈，再沿著杯緣黏著上一圈地瓜泥。
6. 再加入鷹嘴豆製成的甜鮮奶油，再將綠葡萄裝飾在鮮奶油表面，完成。

裝飾小提醒 可將綠葡萄斜刀對切，拼成愛心狀。

提醒 建議使用日本栗香地瓜做搭配，也可用土產紅肉、黃肉地瓜。

營養小知識
1. 綠葡萄含鉀量高，有助降血壓，若高血壓的人會很適合食用。
2. 綠葡萄也是所有葡萄中，維生素 C 含量最高的，最具抗氧化功效。

1 餐份

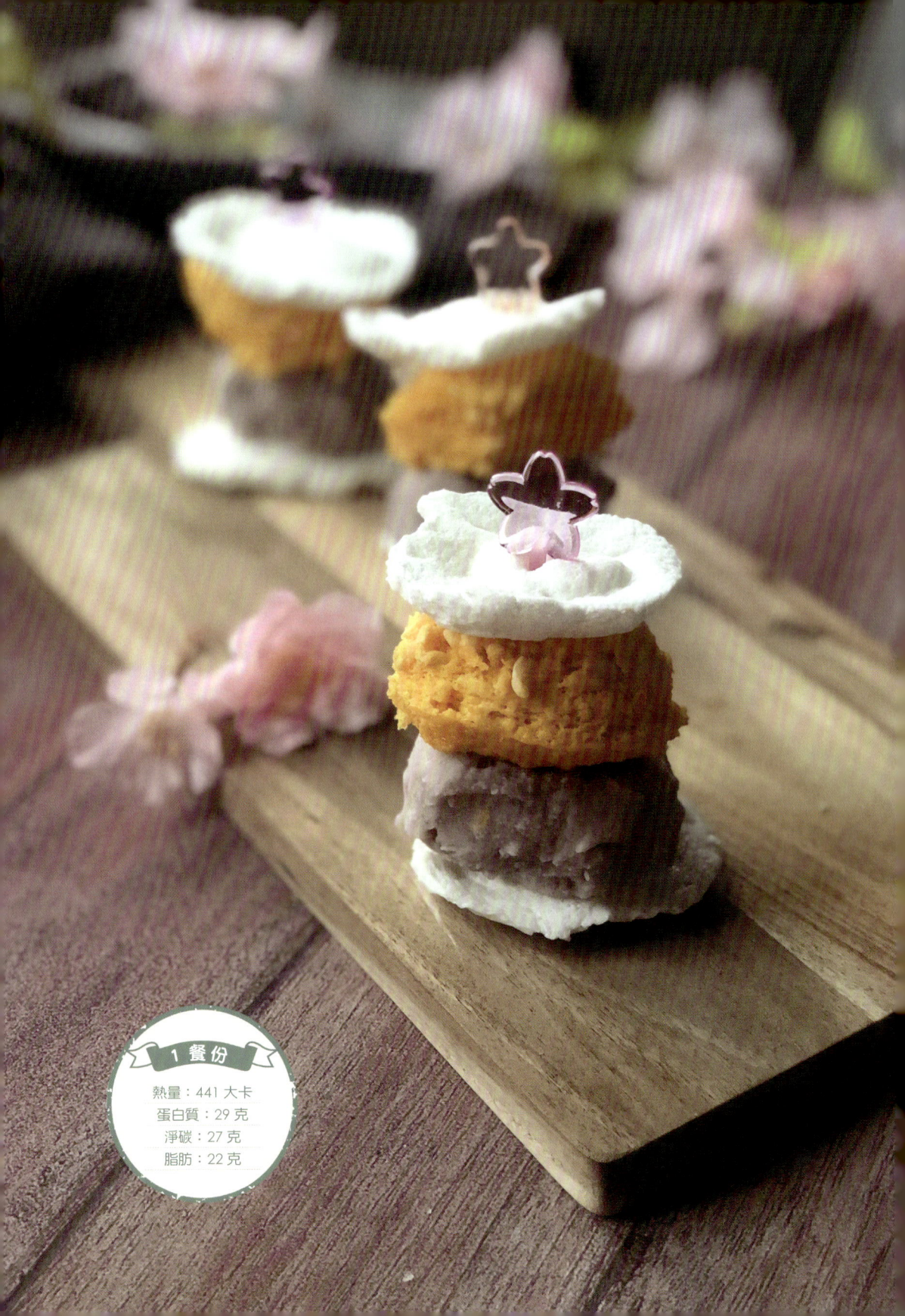

熱量：441 大卡
蛋白質：29 克
淨碳：27 克
脂肪：22 克

無麩質無油芋泥小蛋堡

Set meal

份量 1～2人份

準備器皿

中型碗 ×1 個
調理缽 ×1 個
100ml 以上杯子 ×1 個
打蛋器
烘焙紙

● 材料

蛋…3顆
芋頭…100克
塔塔粉…2小匙
水…50克
帕瑪森起士粉…1大匙
培根丁…5克
鹽…適量
處理過的蒟蒻米…15克

● 料理方式

1 在中型玻璃碗，將芋頭加入水，全火微波4分鐘。
2 取出後湯匙壓成泥狀，加入帕瑪森起士粉和培根丁攪拌均勻，靜置備用。
3 將蛋白全分離至調理缽內，加入塔塔粉，用打蛋器打發成蛋白霜。
4 在烘焙紙上分成六等份，用微波解凍模式10分鐘，再轉中火3分鐘。
5 等待過程，將芋頭泥分成三等份，各別捏成團。
6 在杯子混合蛋黃，混合進蒟蒻米，大火微波1分鐘30秒後，切分成三大塊狀。
7 依順序疊加一個蛋白片、芋頭球、蛋黃球、再一片蛋白片，再串上竹籤做固定，完成。

提醒

1 打發完成的蛋白霜狀態，是蛋白霜附著在打蛋器上的奶油尖端是硬挺的，完成打發程度是 ok 的。
2 超市有冷凍芋頭塊，非常省時方便。

> Set meal

無碳水糖葫蘆

份量　1人份

1 餐份
熱量：30 大卡
蛋白質：1 克
淨碳：6 克
脂肪：0 克

🥣 準備器皿

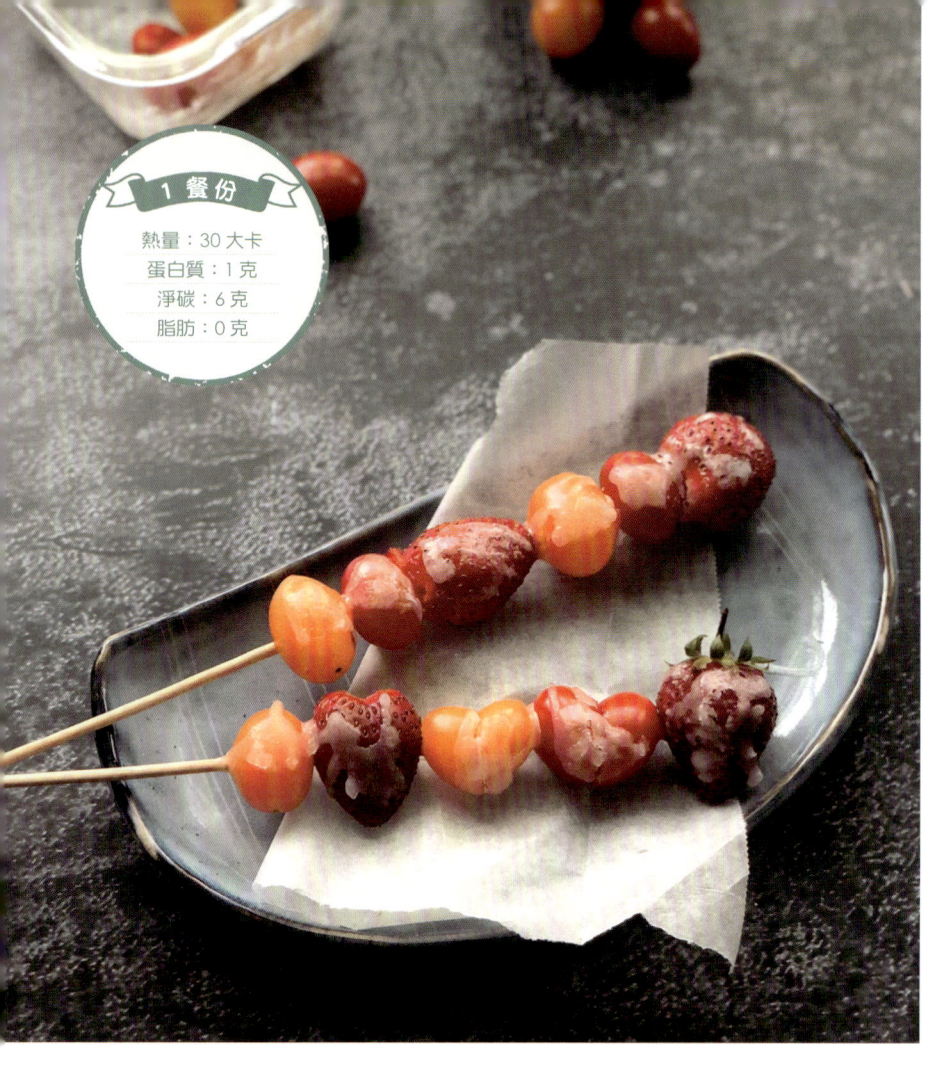

100ml 小碟子（一定要玻璃或是陶瓷材質的）×1 個
長竹籤 ×2 支

● 材料

草莓…50克
小番茄…50克
赤藻糖醇…12克
水…6克

● 料理方式

1. 將草莓和番茄，串滿竹籤後。
2. 在小碟子裡，將赤藻糖醇和水攪拌混合，中火微波5分鐘（一旦聞到焦味，立刻停止加熱）。
3. 取出後，稍後靜置1分鐘退熱，再用湯匙將糖漿平均淋在水果串上，完成。

> **提醒**　微波加熱的糖漿會非常滾燙，一定要很小心操作。

高蛋白點心麵

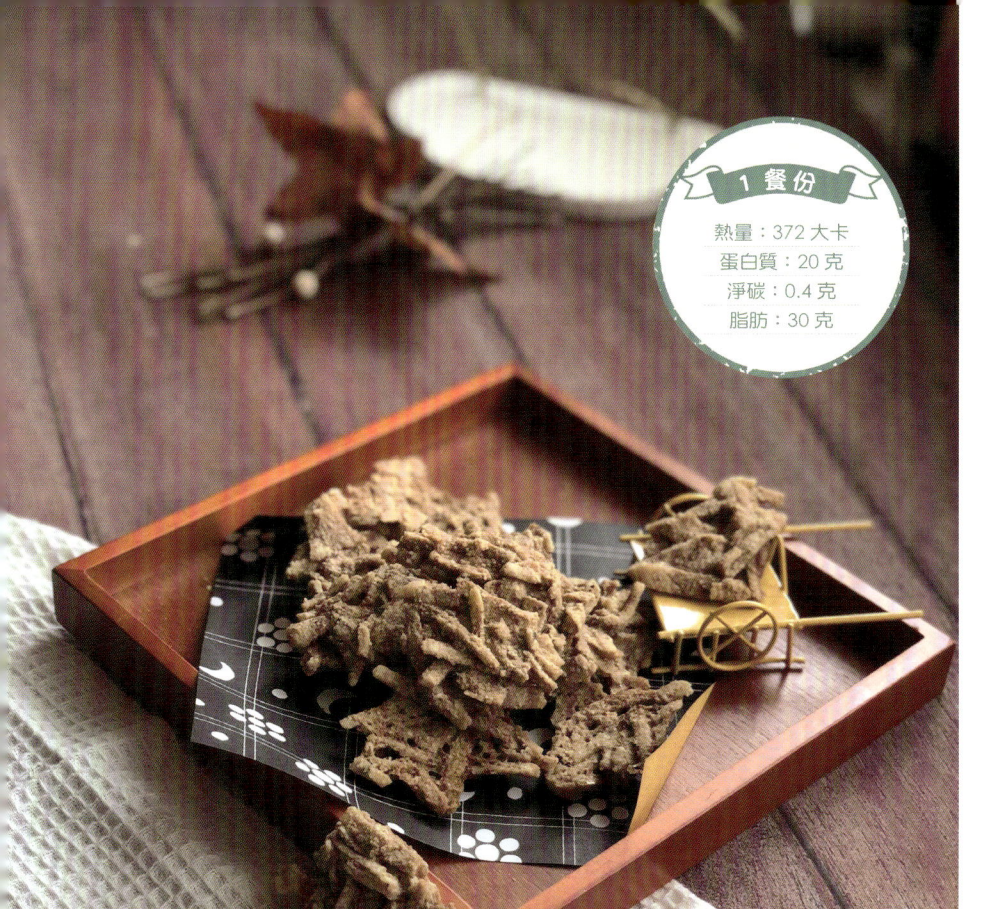

Set meal

1 餐份
熱量：372 大卡
蛋白質：20 克
淨碳：0.4 克
脂肪：30 克

份量　無特定份量

🍽 準備器皿

中型玻璃碗 ×1 個
烘焙紙

● 材料

無澱粉高蛋白麵…100克
（請參考P.113的做法）
酪梨油…1大匙
蒜粉…適量
黑胡椒…適量
洋車前子粉…2小匙
水…50ml

● 料理方式

1. 在中型碗裡，將生的無澱粉高蛋白麵條煮熟後，混合所有材料。
2. 在烘焙紙上，依喜好鋪成團狀，全火微波5分鐘，再中火10分鐘，烤成酥脆點心麵，完成。

1 餐份

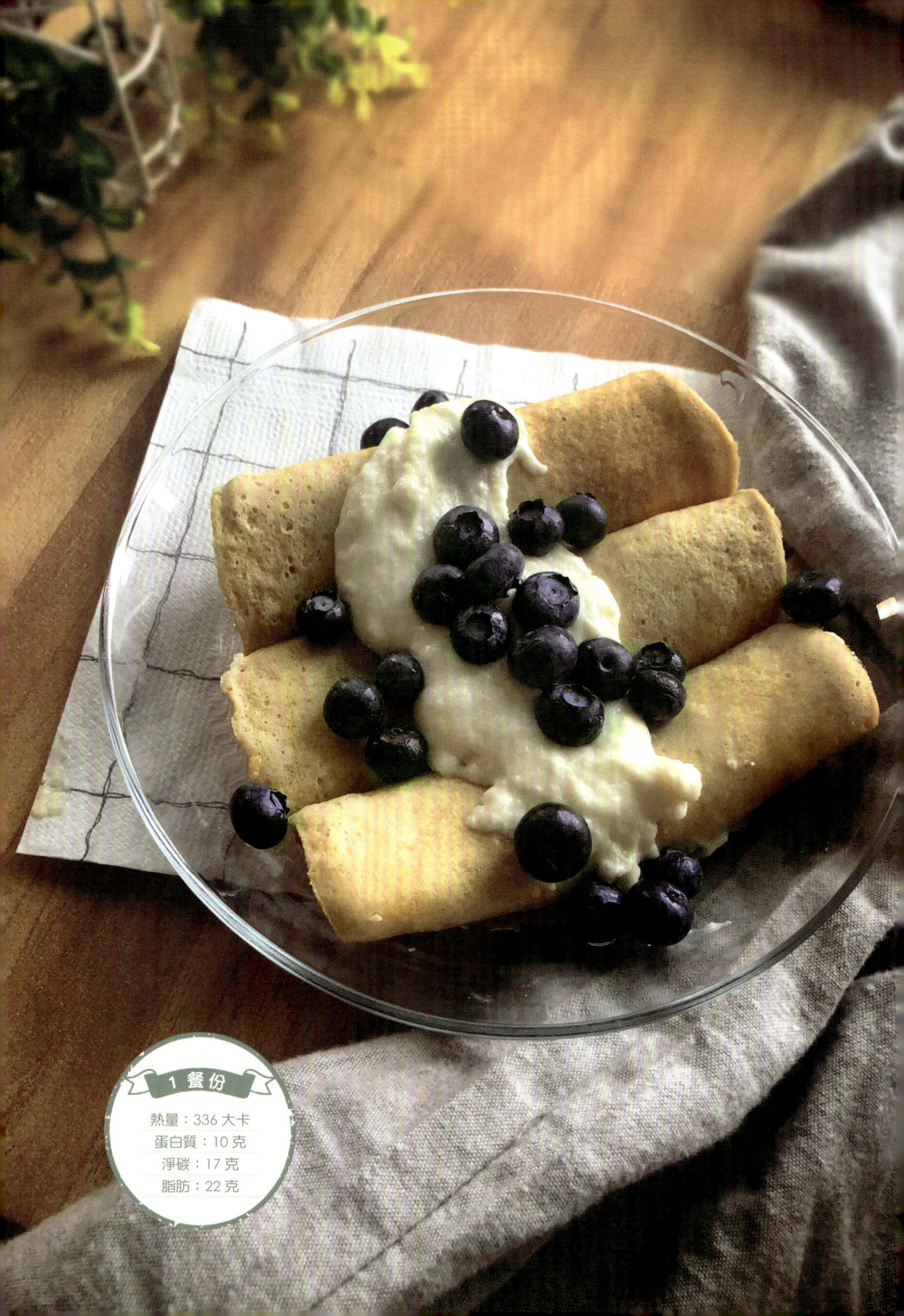

熱量：336 大卡
蛋白質：10 克
淨碳：17 克
脂肪：22 克

準備器皿

中型盤子 ×1 個
中型玻璃碗 ×1 個

藍莓奶凍蛋捲

Set meal

份量 1人份

● 材料

蛋捲
新鮮藍莓…30克
椰子粉…10克
杏仁粉…10克
蛋…1個
鹽…少許
羅漢果糖…2小匙

奶凍
椰漿粉…1大匙
洋車前子粉…2小匙
水…50ml克

● 料理方式

1. 在中型玻璃碗，混合杏仁粉、椰子粉、雞蛋。
2. 倒入盤子後，用湯匙壓平至均勻的8公分的圓型薄餅，微波1分鐘，趁熱捲成蛋捲狀。
3. 以上動作重覆3次，共做成3個蛋捲。
4. 在中型玻璃碗裡，混合奶凍材料。
5. 淋在蛋捲上，再放洗淨的藍莓，完成。

提醒 可選擇性加入新鮮的薄荷葉做裝飾。

Set meal

地瓜奇芽籽椰奶凍

份量 1人份

1 餐份
熱量：522 大卡
蛋白質：17 克
淨碳：60 克
脂肪：24 克

🍽 準備器皿

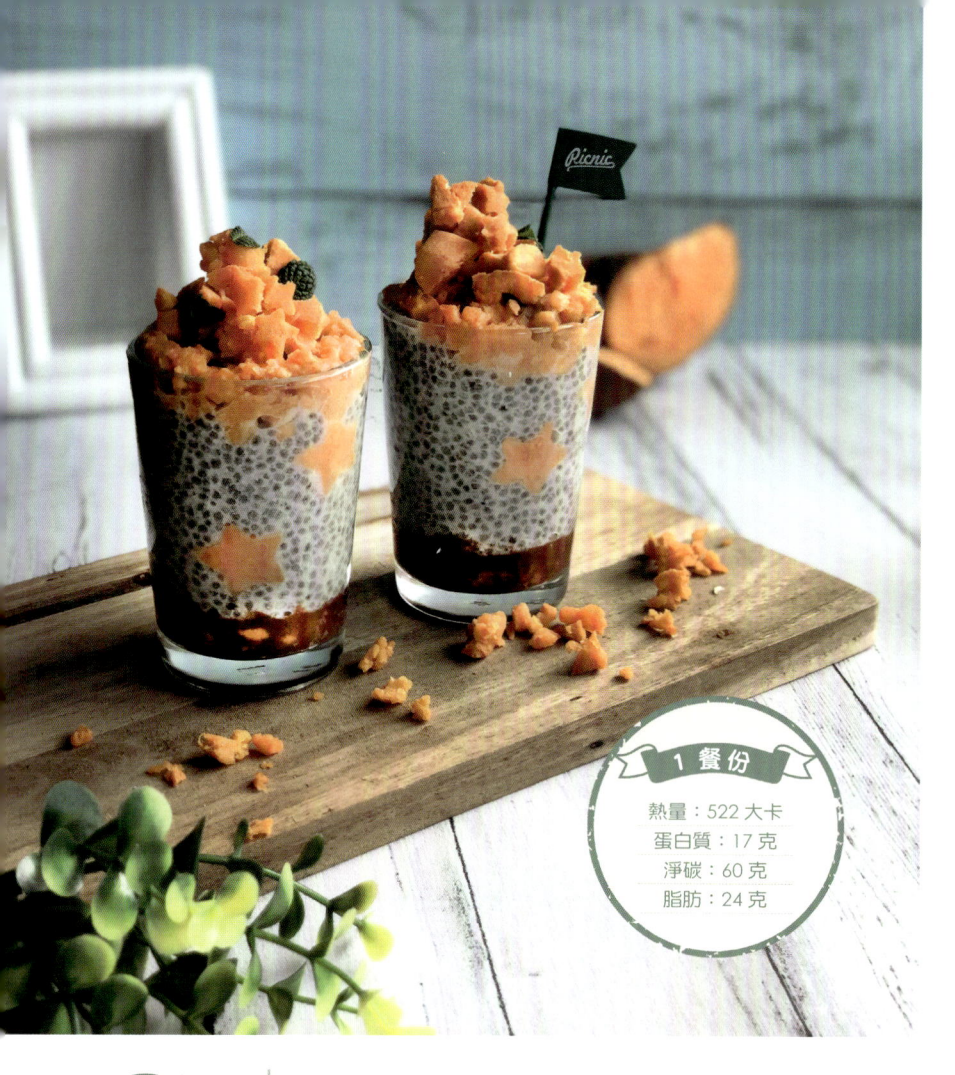

甜點容器 ×2 個
杯子 ×1 個

● 材料

奇亞籽…60克
水…250ml
椰漿粉…1大匙
地瓜…100克
可可粉…2小匙

● 料理方式

1. 先將地瓜用濕紙巾，全火微波1分鐘。
2. 切丁之後，在其中一個甜點容器，加入30克的地瓜，混合可可粉後，對半分進另一個甜點容器內，在各別容器底部壓平。
3. 在杯子裡混合奇亞籽、水、椰漿粉，再對半倒進2個杯子裡。
4. 剩餘的地瓜丁，對半裝進各別的容器，完成。

提醒
1 可選擇性加入新鮮的薄荷葉做裝飾。
2 水＋椰漿粉可用杏仁奶取代。

低碳水高蛋白吐司

Set meal

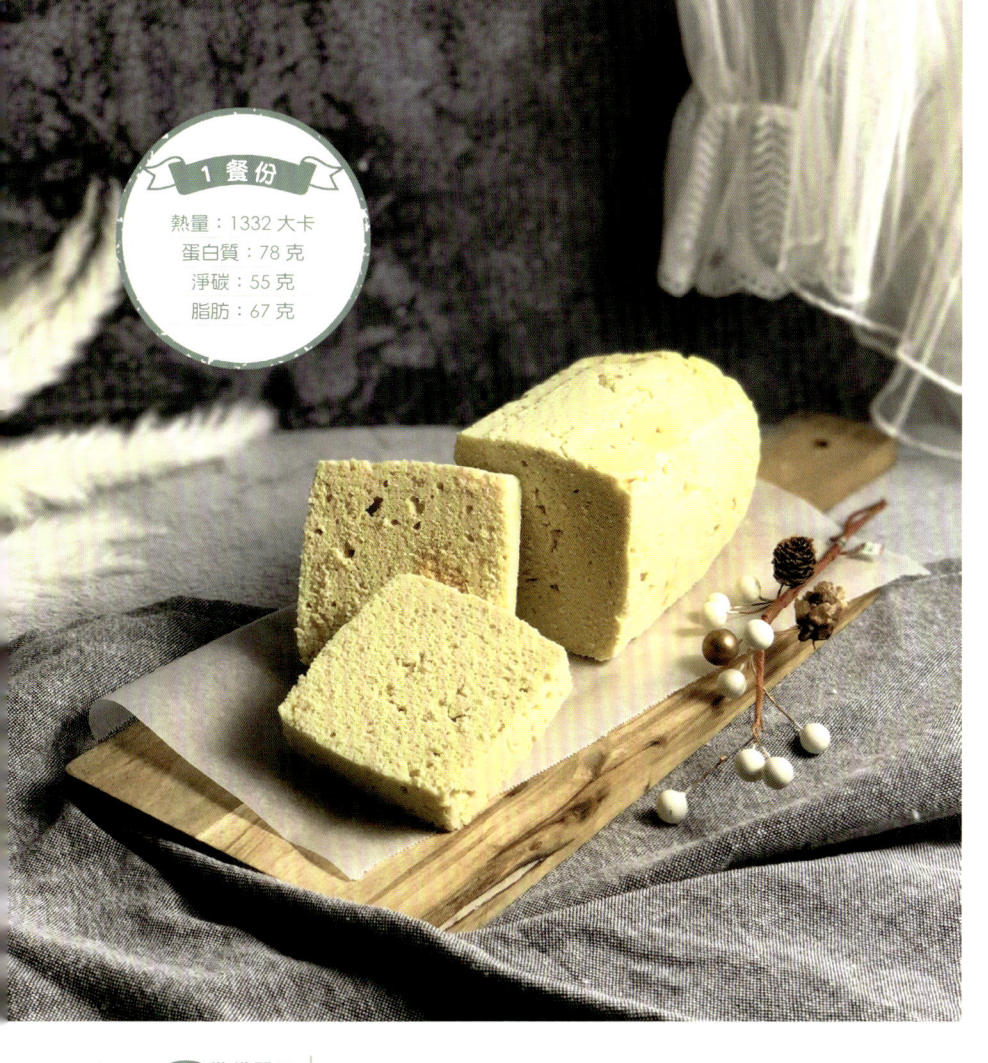

份量 多餐份

1 餐份
熱量：1332 大卡
蛋白質：78 克
淨碳：55 克
脂肪：67 克

🍽 準備器皿

利樂包 ×1 個
350ml 以上的耐熱袋 ×1 個

● 材料

椰子細粉…60克
杏仁粉…30克
南瓜粉…15克
洋車前子粉…3小匙
泡打粉…3小匙
無調味高蛋白粉…30克
酪梨油…3克
紫蘇油…12克
鹽…3克
蛋…6顆
椰漿粉…3小匙

● 料理方式

1. 將利樂包封口打開，套入耐熱袋。
2. 將所有材料混合進利樂包內，攪拌均勻之後，在桌面輕敲幾下，讓麵糊裡多餘空氣被排掉。
3. 中火微波5分鐘，再轉成微波爐的解凍模式15分鐘，再靜置10分鐘。
4. 沿利樂包四邊，把利樂包剪開，完成。

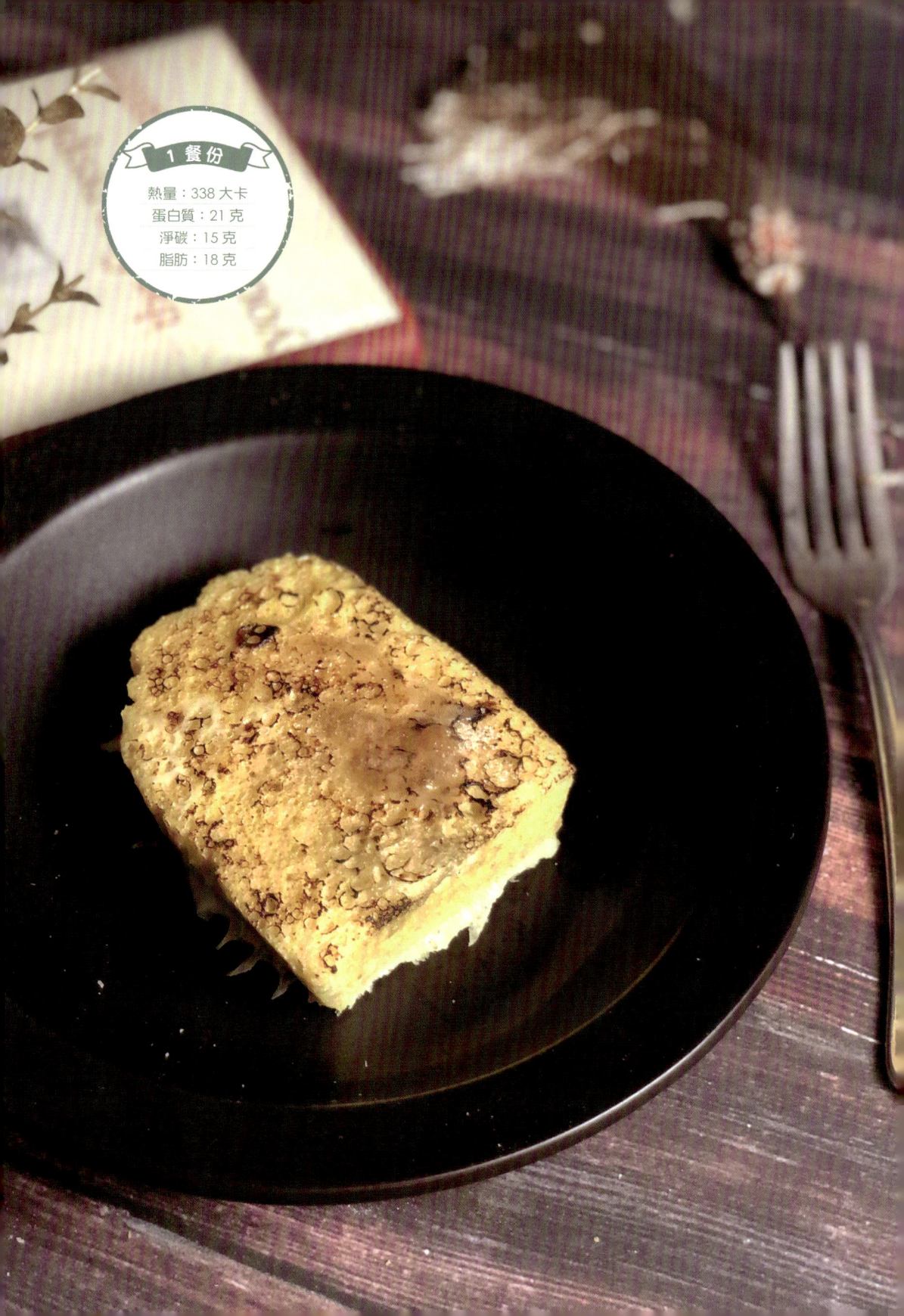

1 餐份
熱量：338 大卡
蛋白質：21 克
淨碳：15 克
脂肪：18 克

低碳高蛋白法式吐司

Set meal

份量 1人份

🍲 準備器皿

中型玻璃碗 ×1 個
大瓷盤 ×1 個
炙燒噴槍 1 個

● 材料

低碳高蛋白吐司…100克（請參考P.145的做法）
雞蛋…1顆
牛奶…55克
羅漢果糖…1大匙（可依個人喜好甜度調整）

● 料理方式

1 將生酮吐司切成約2公分厚度。
2 中型玻璃碗內，雞蛋打散、牛奶、羅漢果糖混合，將吐司用叉戳洞之後泡入。
3 每10分鐘將吐司翻面，至雙面浸泡到濕軟程度。
4 吐司都吸收進甜蛋汁，在大瓷盤上分開平舖，中火微波6分鐘，完成。
5 （可選擇性）在表用炙燒火槍在表面燒烤。

提醒　牛奶可用杏仁奶取代，脂肪和熱量會更低。

營養小知識
1 正統的法式吐司做法都是在煎鍋上放入奶油，再煎至金黃色，但用微波爐加熱再用噴槍炙烤，就可以不需使用奶油，能少去很多脂肪量。
2 雖然這份食譜所示熱量也與一般法式吐司相差不多，但蛋白質含量相差近 3 倍，碳水量至少也減去 1/2，僅管熱量相差不遠，營養組成的不同對身體帶來的影響也不盡相同。

1 餐份

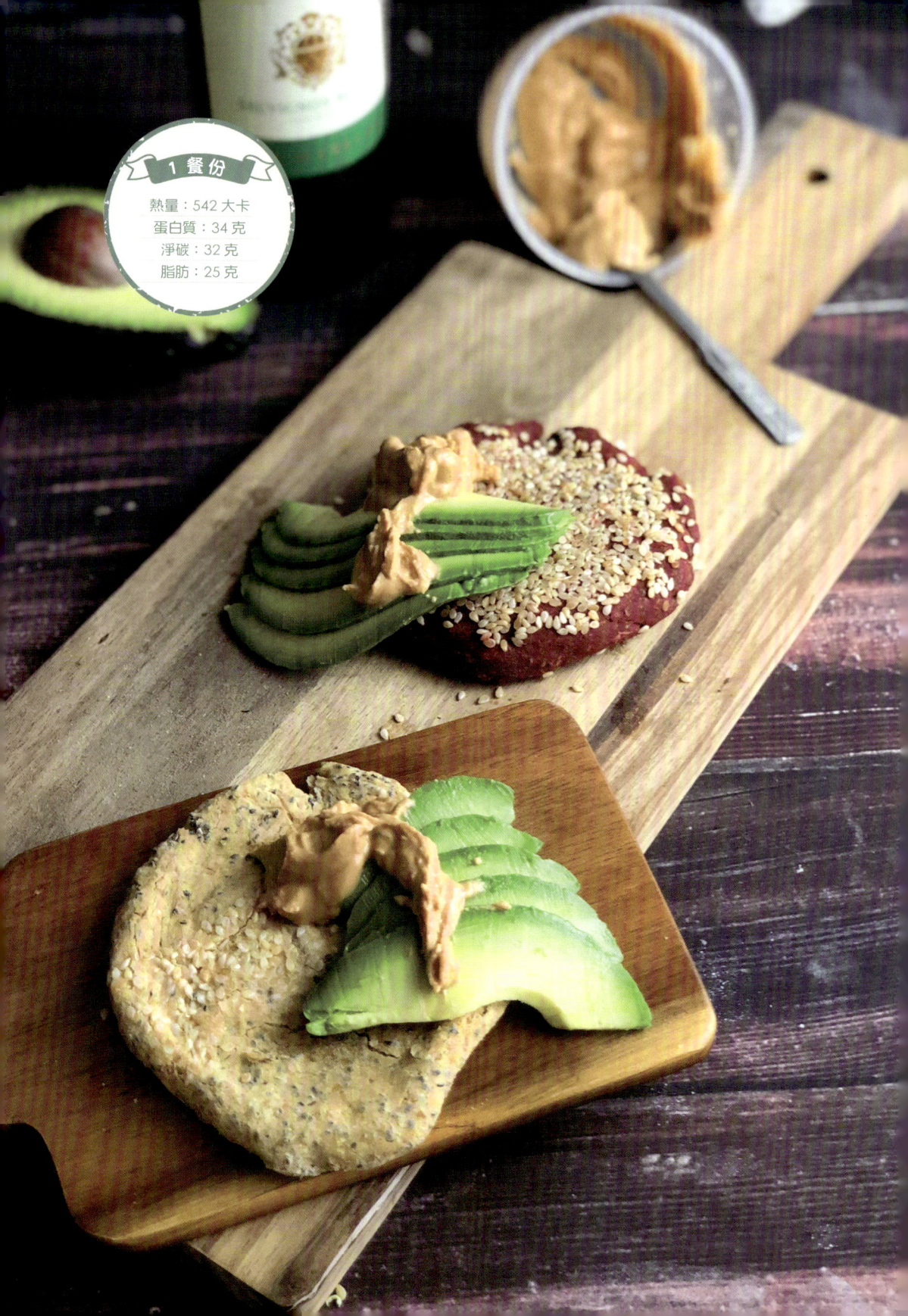

熱量：542 大卡
蛋白質：34 克
淨碳：32 克
脂肪：25 克

奇亞籽高蛋白消化餅＋酪梨花生醬

Set meal

份量 無特定份數

🥣 準備器皿

烘焙紙
中型玻璃碗 ×1 個

● 材料

消化餅
煮熟鷹嘴豆…120克（做法請詳見P.135做法）
鷹嘴豆水…30克（做法請詳見P.135做法）
植物性分離乳清蛋白粉（豌豆）…20克
洋車前子粉…1／2大匙
奇亞籽…3克
白芝麻…4小匙

酪梨花生醬
酪梨…50克
無糖無添加花生醬…45克

● 料理方式

1. 另一個中型碗中，將鷹嘴豆、鷹嘴豆水、分離乳清蛋白、洋車前子粉混合，分成2等份的圓餅（可將白芝麻最後壓在表面）。
2. 在烘焙紙上，中火微波8分鐘。
3. 等待同時酪梨切片。
4. 取出圓餅後，放上酪梨和花生醬，完成。

提醒
1. 可選擇性加入新鮮的薄荷葉做裝飾。
2. 若仍然擔心油脂量太高，可將無糖花生醬用「減油80%花生醬」做取代（可於網路商家購買）。

Set meal

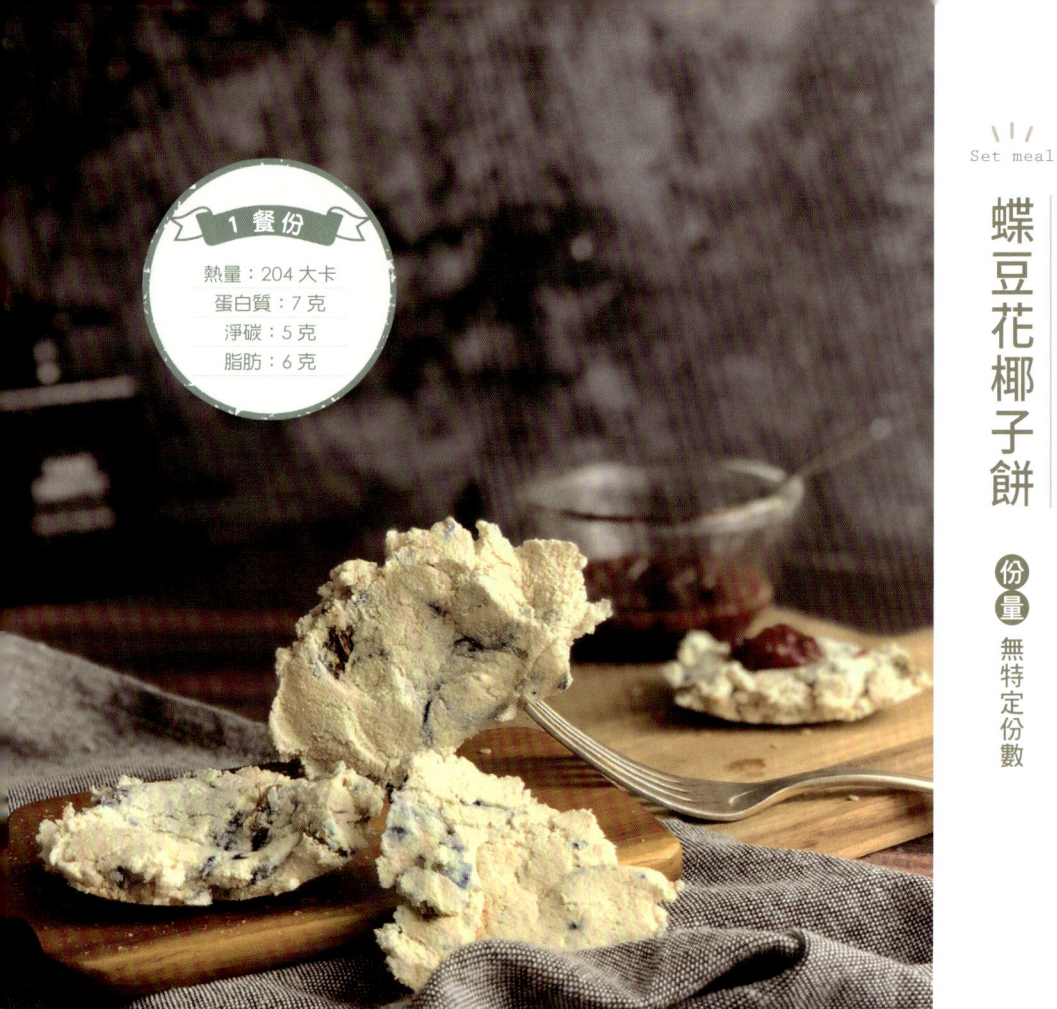

蝶豆花椰子餅

份量 無特定份數

1 餐份
- 熱量：204 大卡
- 蛋白質：7 克
- 淨碳：5 克
- 脂肪：6 克

準備器皿
中型玻璃碗 ×1 個
烘焙紙

● 材料
椰子細粉…40克
洋車前子粉…3克
水…30克
蝶豆花…6朵

● 料理方式
1. 在中型玻璃碗裡，先將椰子細粉、水、洋車前子粉混合均勻，全火微波1分鐘後，再拌入蝶豆花，稍微攪拌
2. 在烘焙紙上分成四等份（平均一份18克左右），再全火微波3分鐘，完成。

提醒
1. 建議可搭配無添加無糖莓果系列果醬享用。
2. 蝶豆花也可用適量的紅茶葉做取代。
3. 餅的成分可再加入赤藻糖醇或是羅漢果糖粉。

Set meal

草莓奶油蛋糕杯

1 餐份
熱量：163 大卡
蛋白質：9 克
淨碳：14 克
脂肪：6 克

份量 2 人份

🥣 準備器皿

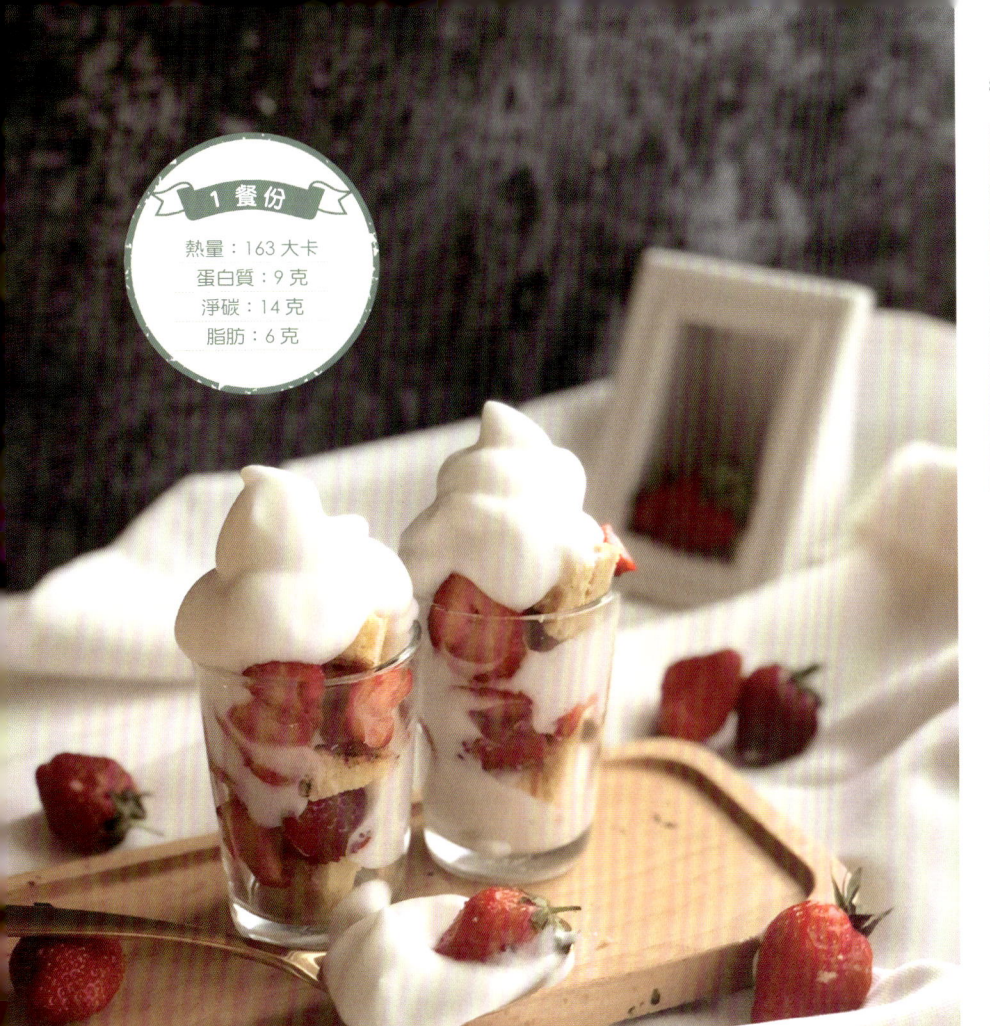

甜點容器 ×2 個

● 材料

乾料
鷹嘴豆製成的甜鮮奶油（aquafaba）…120克（請參考P.135做法）
低碳高蛋白吐司…25克（請參考P.145做法）
草莓…100克

● 料理方式

1. 吐司切不規則狀，草莓切丁或對半切。
2. 吐司、草莓、鮮奶油交替疊進杯子內。
3. 最後擠上鮮奶油，完成。

1 餐份

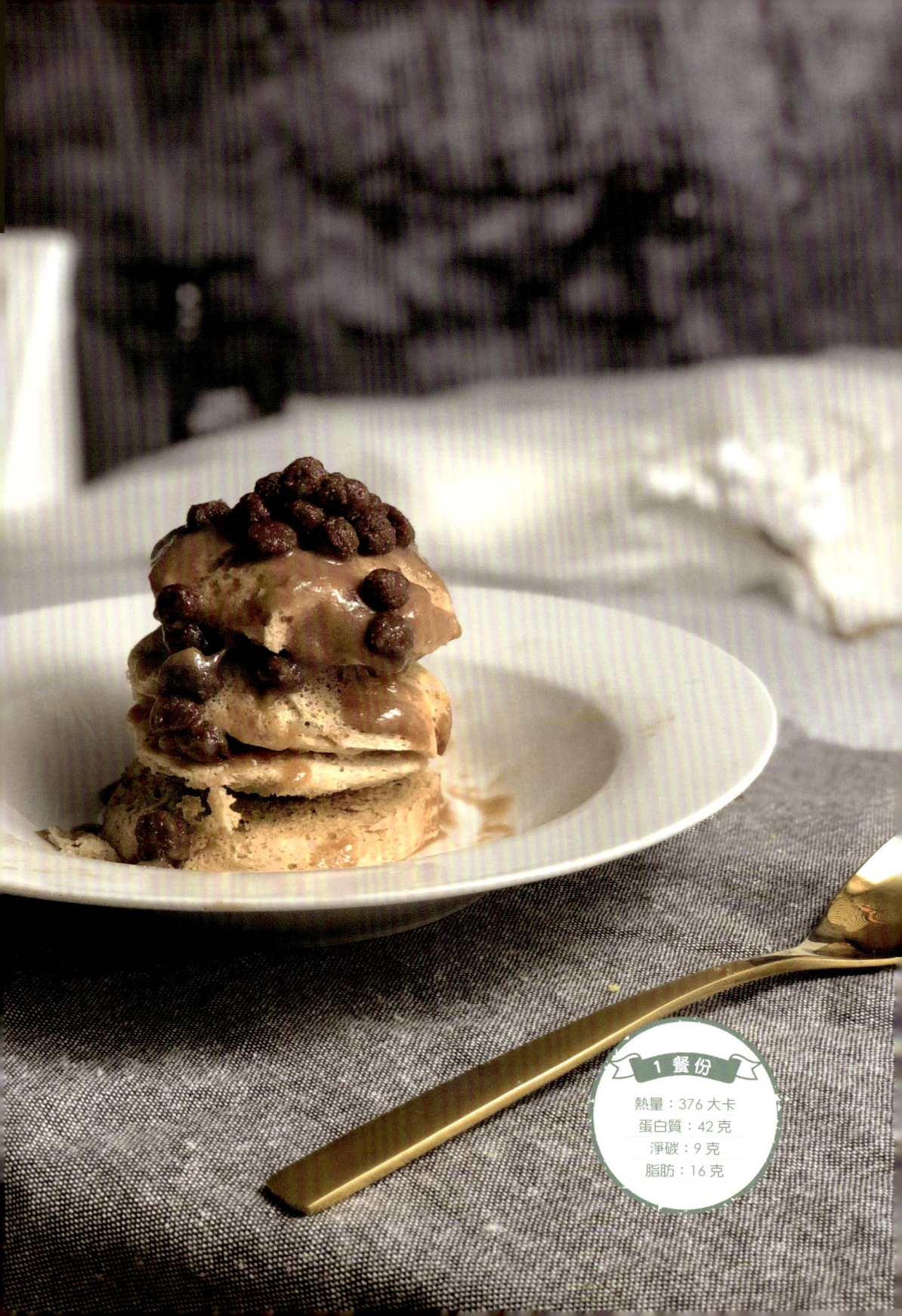

熱量：376 大卡
蛋白質：42 克
淨碳：9 克
脂肪：16 克

珍珠奶茶鬆餅

Set meal

份量 1人份

準備器皿

調理缽 ×1 個　　烘焙紙
小杯子 ×1 個　　打蛋器
耐熱袋 ×1 個

● 材料

鬆餅
奶茶調味的高蛋白粉…20克
雞蛋…1顆
椰子細粉…10克
水…60克
羅漢果糖…1大匙

珍珠
水…20克
可可粉…12克
洋車前子粉…1克
椰子粉…5克

奶茶醬
奶茶調味的高蛋白粉…20克
冷水…100ml
洋車前子粉…1/2大匙

● 料理方式

1. 先將蛋白全分離至調理缽內，加入塔塔粉，用打蛋器打發成蛋白霜。
2. 在耐熱袋裡混合，高蛋白粉、椰子細粉、水、羅漢果糖，用手捏均勻。
3. 將上一步驟的濕料，加進蛋白霜裡。
4. 在烘焙紙上，分成四等份的蛋白霜（每一等份約約38克），全火微波2分鐘。
5. 等待微波同時，在小杯子裡將奶茶醬所需材料，全混合。
6. 珍珠材料在調理缽裡混合均勻，全火微波30秒，稍放冷之後形成較扎實麵糰，開始捏成珍珠大小與形狀。
7. 在鬆餅上淋上奶茶醬，再放上珍珠，完成。

提醒
1. 若沒有奶茶口味的乳清，可用濃茶取代水，再調合香草口味的乳清，但奶茶味相對會淡許多。
2. 多功能「手拉式調理器」是取代手動或電動打蛋器的好選擇。

1 餐份

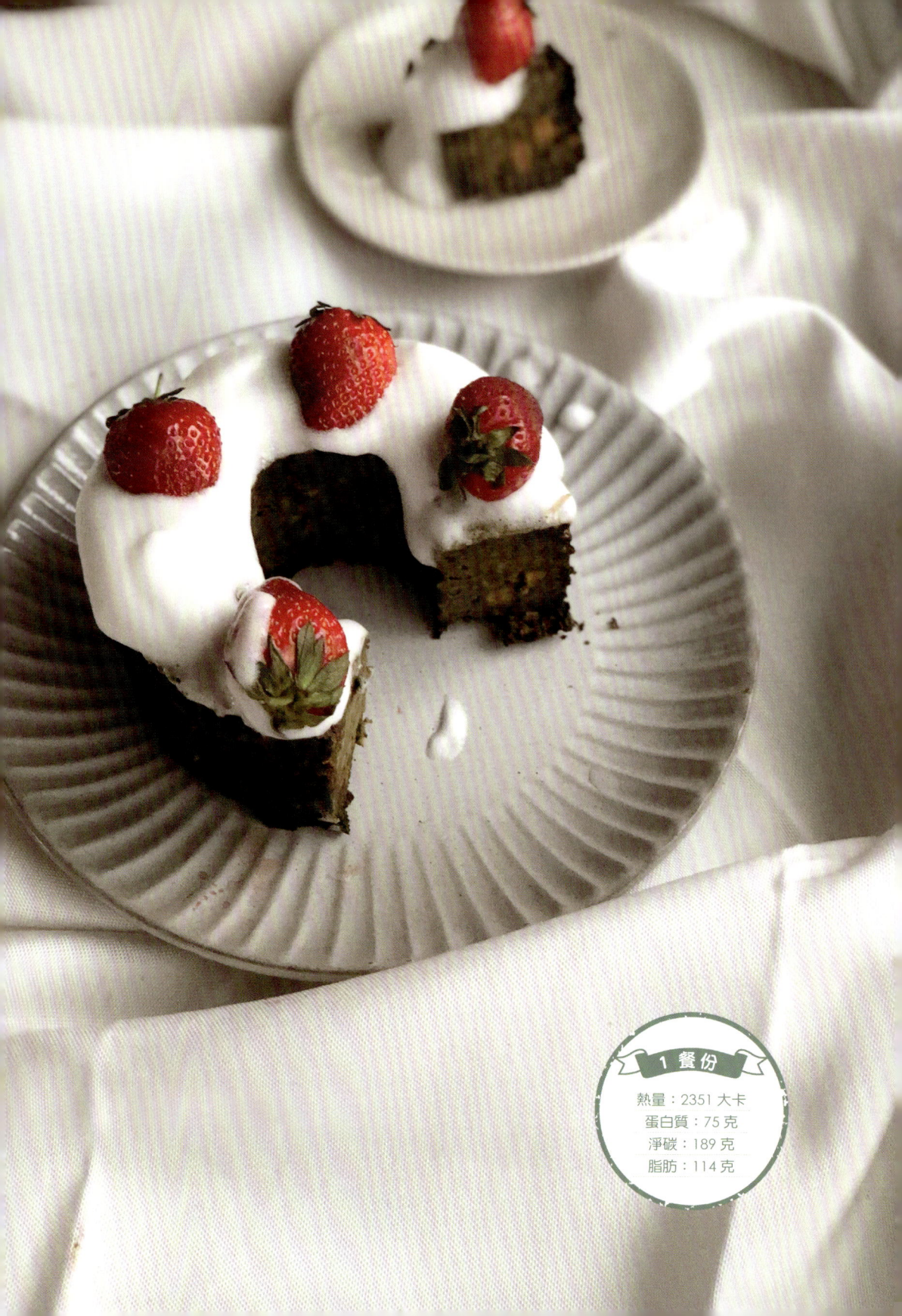

熱量：2351 大卡
蛋白質：75 克
淨碳：189 克
脂肪：114 克

無麵粉無奶無油抹茶蛋糕

Set meal

份量 4～6人份

🥣 準備器皿

8 吋蛋糕模具 ×1 個
調理缽 ×1 個
中型玻璃碗 ×1 個

● 材料

乾料
鷹嘴豆粉…150克
椰子細粉…100克
抹茶粉…65克
小蘇打…1小匙
泡打粉…2小匙
羅漢果糖粉…3大匙
鹽…1小匙

濕料
希臘優格…160克
無糖杏仁奶…80克
蛋…1顆
白花椰菜米…250克
酪梨油…6大匙

● 料理方式

1. 在中型玻璃碗，將濕料全放入並全火微波2分鐘，取出後攪拌均勻，再用湯匙用力壓成泥狀，靜置備用。
2. 在調理缽，將乾料全部攪拌均勻。
3. 再加進所有濕料，攪拌均勻。
4. 在蛋糕模裡先均勻塗上薄薄一層酪梨油（或其他油品取代）。
5. 再倒入所有蛋糕糊，全火微波8分鐘，再中火微波15分鐘。
6. 放入冷藏2小時後，脫模，再切片享用。

> **提醒** 蛋糕口感接近慕斯蛋糕口感，所以建議冷藏至少 2 小時後再食用，風味較佳。

Set meal

來做菜吧！

一週早餐篇

只要買 2～3 種食材,
輕鬆做出一周完全不重覆早餐料理!
週末花 1 小時,
週一至週五做早餐只要 5 分鐘。

早餐—玉米篇

Set meal 周末 50分鐘 備料食譜

份量：1人份

準備器皿
調理缽 ×1 個
中型玻璃碗 ×1 個

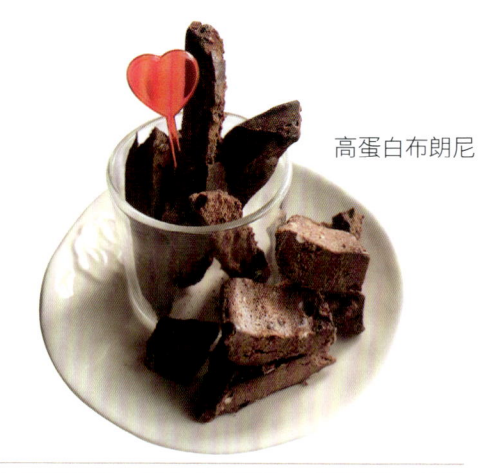

高蛋白布朗尼

★ 甜點部分，可分成六等份，或不分量，等早餐後特別想吃點甜食時，再攝取少部分。

甜點 熱量：212 大卡　蛋白質：33 克　淨碳：3 克　脂肪：6 克

材料
玉米粒…300克
雞胸肉…120克
蘋果…2顆
無調味綜合堅果…30克
酪梨…1顆
蛋…3顆
無調味高蛋白粉…3匙
起士片…1片
德式香腸…1份
無糖可可粉…1大匙
羅漢果糖粉…1大匙
已處理蒟蒻米…1包（請參考P.167做法）
冷開水…350ml

會使用到的調味：鹽／減鹽醬油／黑胡椒／巴薩米克醋（可用黑醋取代）

作法

1. 先將雞胸肉條表面劃幾刀，放入調理缽裡，注入水直到醃過雞胸肉表面，再以中火微波8分鐘。
2. 等待微波過程中，中型碗內加入冷開水，並加1大匙鹽稍微攪拌，將一顆蘋果切片，另一顆蘋果切成小塊，全泡入鹽水中（如果能分開器皿裝更好）。
3. 堅果拍碎分成兩等份，德式香腸切成丁分成兩等份，以上放入冰箱冷藏。
4. 將步驟1煮熟的雞胸肉取出，先不要瀝掉水分，先將雞胸放入袋或盒子，放入冰凍層快速冷卻（以便後續手撕步驟）。
5. 瀝掉蒟蒻米包裝裡的鹼水，倒入上一步驟的雞肉汁裡，再加水至八分滿，以全火微波1分鐘後，瀝水。
6. 把步驟2的蘋果瀝水，切片的部分分成兩等份，切塊的部分分成兩等份，全部冷藏。
7. 在中型碗裡，混合蛋1顆及可可粉、高蛋白、羅漢果糖粉，攪拌均勻（很容易結塊，一定要耐心攪散），以中火微波5分鐘。
8. 等待微波同時，將冷卻的雞胸肉手撕成雞絲，分成兩等份再冷藏。
9. 微波完成的可可高蛋白，切分成六等份後再冷藏。

🕐 第1～2天

- **需要的備用食材**：玉米…25克（1份）、雞絲…60克（1份）、蘋果切片…1份、已處理蒟蒻米…1大匙、堅果…15克（1份）
- **其他食材**：黑胡椒…適量、鹽…適量
- **料理時間**：2分鐘

1. 盤上先把玉米、雞絲、蒟蒻米、黑胡椒攪拌均勻，全火微波1分鐘。
2. 鋪上蘋果片、撒上堅果。

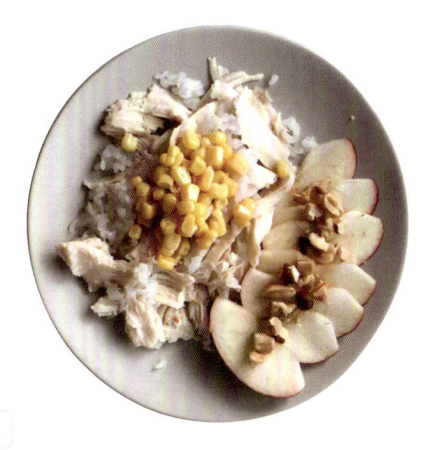

1 餐份 熱量：258 大卡　蛋白質：34 克　淨碳：37 克　脂肪：10 克

🕐 第3～4天

- **需要的備用食材**：玉米…100克（1份）、德腸…1份、蘋果塊…1份、無調味高蛋白粉…1匙、酪梨…1／4顆
- **其他食材**：黑胡椒適量、巴薩米克醋…1小匙
- **料理時間**：3分鐘

1. 先將酪梨取1／4顆的份量，切片。
2. 盤上先把玉米、德腸丁、蘋果塊涼拌均勻，舖上酪梨片並淋上些許黑胡椒和巴薩米克醋。

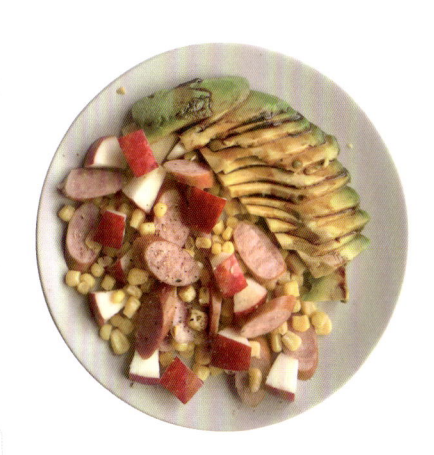

1 餐份 熱量：258 大卡　蛋白質：4 克　淨碳：27 克　脂肪：15 克

🕐 第5～6天

- **需要的備用食材**：玉米…50克（1份）、起士片…半片、蒟蒻米…1大匙、無調味高蛋白粉…1匙、蛋…1顆、酪梨…1／4顆
- **其他食材**：減鹽醬油
- **料理時間**：3分鐘

1. 先將酪梨取1／4顆的份量，切塊。
2. 盤上先把玉米、雞蛋、高蛋白粉攪拌均勻，全火微波40秒後拌炒再拌入起士片，再全火微波15秒。
3. 把炒蛋稍微推到盤裡另一邊，倒入蒟蒻米再拌入減鹽醬油，最後拌入酪梨丁。

1 餐份 熱量：357 大卡　蛋白質：36 克　淨碳：22 克　脂肪：12 克

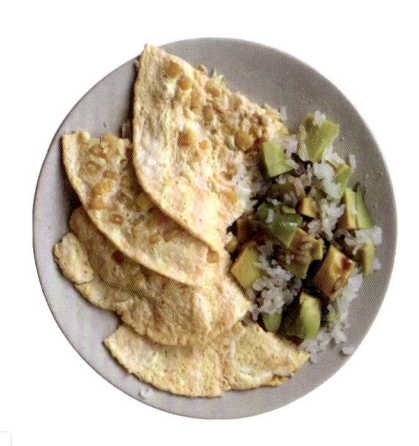

早餐─白花椰菜篇

Set meal 周末 50分鐘 備料食譜

份量 1人份

高蛋白芋香餅

🍵 **準備器皿**

中型碗 ×2 個
小杯子 ×1 個（150m 以上）
中型盤 ×1 個

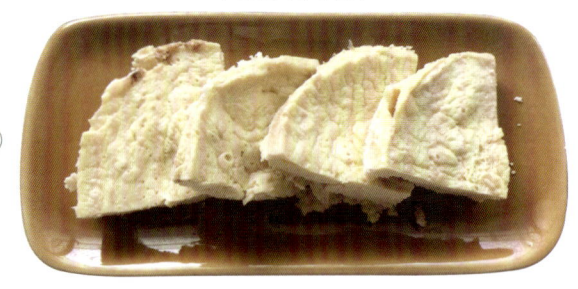

★甜點部分，可分成六等份，或不分量，等早餐後特別想吃點甜食時，再攝取少部分。

甜點 熱量：224 大卡　蛋白質：32 克　淨碳：3 克　脂肪：6 克

材料

櫛瓜⋯200克
帕瑪森起士粉⋯30克
無麩質椰子餅皮⋯4張
白花椰菜粒⋯500克
低脂培根⋯4條
鷹嘴豆粉⋯20克
蛋⋯7顆

蒸栗子⋯40克
玉米筍⋯60克
無糖減油花生醬⋯10克（請參考第26頁）
蟹肉棒⋯45克（可用水煮鮪魚取代）
芋香調味高蛋白粉⋯35克
羅漢果糖粉⋯12克

會使用到的調味：鹽／黑胡椒

作法

1. 在中型碗內，先打入蛋白，用湯匙或小型打蛋器稍微打發成泡後，再依序混合蛋黃、羅漢果糖、芋頭調味高蛋白粉，中火微波5分鐘。
2. 等待微波同時，將低脂培根其中2片切成丁狀，置於中型盤的半邊，再將所有蟹棒手撕成條狀，置於中型盤上另一個半邊，中間放上無處理的整片培根，全火微波2分鐘。
3. 將洗淨的玉米筍長型對切，放入另一個中型碗，並加入可以淹過玉米筍的水位高度，再全火微波1分鐘30秒。
4. 等待以上食材稍冷卻同時，將白花椰菜分成100克共4包裝，50克共2包裝。
5. 洗淨的櫛瓜切成片，並分成兩等份。
6. 將加熱過的培根丁分成兩等份，整片的培根分成2等份，蟹棒分成兩等份，玉米筍分成兩等份後冷藏備用。
7. 步驟1的芋香高蛋白餅（選擇性）分成六等份。

● **提醒** 櫛瓜切片後有氧化現象，建議用夾鏈型耐熱袋分裝，因為可以排除多餘空氣。

🕐 第1～2天

- **需要的備用食材**：白花椰菜粒…50克、玉米筍…1份、櫛瓜…1份、花生醬…30克、無麩質椰子餅皮…1片、低脂培根片…1份（無切）、蛋…1顆、帕瑪森起士粉…1小匙
- **其他食材**：鹽…適量、黑胡椒…適量
- **料理時間**：5分鐘

1. 中型盤上平舖無麩質椰子餅皮後，再中間打上一顆蛋並撒上鹽，用湯匙稍微打散，再拌入白花椰菜粒，再舖上對折的低脂培根，再撒上黑胡椒，全火微波1分鐘。
2. 步驟1取出後趁熱立即將蛋餅捲起。
3. 將蛋餅置於盤的另一個半邊，並放上櫛瓜片和玉米筍，微波全火1分鐘，撒上少許帕瑪森起士粉和鹽，放上花生醬。

1餐份 熱量：290大卡 蛋白質：20克 淨碳：13克 脂肪：17克

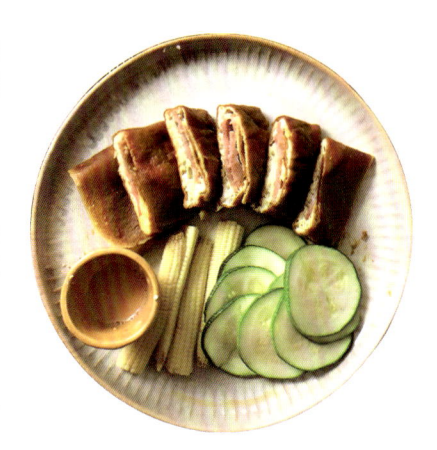

🕐 第3～4天

- **需要的備用食材**：白花椰菜粒…100克、低脂培根丁…1份、鷹嘴豆粉…10克、蛋…1顆、栗子…20克
- **其他食材**：黑胡椒…適量、鹽…適量
- **料理時間**：3分鐘

1. 在中型盤上白花椰菜粒、鷹嘴豆粉、低脂培根丁、鹽、黑胡椒混合後，全火微波1分鐘。
2. 把白花椰菜團推到盤上另一側，再打上一顆蛋，再全火微波1分鐘（或直接把蛋加入白花椰菜團）。
3. 加上蒸栗子。

1餐份 熱量：265大卡 蛋白質：16克 淨碳：18克 脂肪：10克

🕐 第5～6天

- **需要的備用食材**：白花椰菜粒…100克、帕瑪森起士粉…10克、無麩質椰子餅皮…1片、蛋…1顆、蟹肉棒…1份
- **其他食材**：蒜粉…少許、鹽…適量
- **料理時間**：5分鐘

1. 先將白花椰菜粒、蟹肉棒、鹽、帕瑪森起士粉混合，再推到盤上另一側，放上小杯子1個，將無麵麩質折入小杯子裡型成一個小碗狀，再打入一顆蛋，用湯匙在杯裡把蛋打散，整盤全部一起全火微波3分鐘。

1餐份 熱量：327大卡 蛋白質：16克 淨碳：24克 脂肪：14克

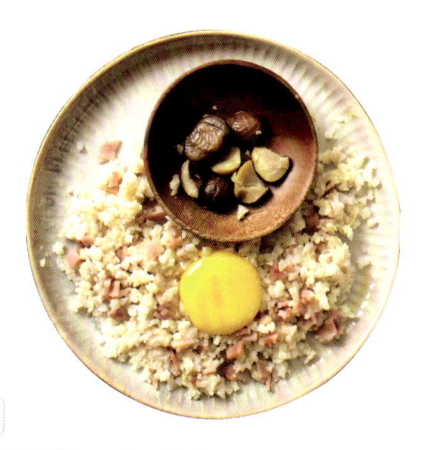

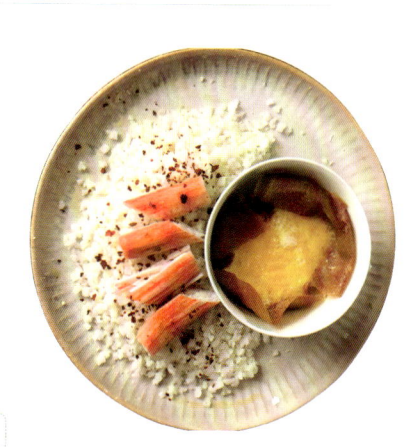

Set meal
周末
50分鐘
備料食譜

早餐—地瓜篇

份量 1人份

🍚 **準備器皿**

調理缽 ×1個
大瓷盤 ×1個
中型碗 ×1個
烘培紙 ×1個

抹茶寒天凍

要吃時取一份寒天凍，加上10克羅漢果糖攪拌均勻，再撒上1小匙抹茶粉。

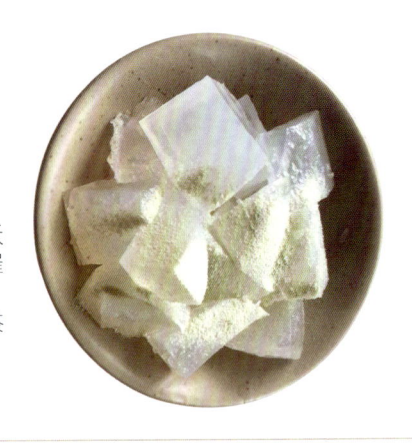

★甜點部分，可分成六等，或不分量，等早餐後特別想吃點甜食時，再攝取少部分。

1餐份 熱量：19大卡　蛋白質：1克　淨碳：3克　脂肪：0克

材料

地瓜…300克
奶油乳酪…60克
莎莎醬…70克
花枝丸…420克
毛豆…120克
開心果（帶殼）…100克
檸檬…1顆

羅勒（新鮮或乾粉）…適量
抹茶粉…2大匙
寒天條…5克
羅漢果糖粉…10克
蛋…4顆
無糖豆漿…600ml（可用杏仁奶）
無麩質燕麥…20克

會使用到的調味：鹽／黑胡椒

作法

1. 在調理缽裡將毛豆洗淨之後，注入水淹過毛豆的水位，全火微波2分鐘。
2. 等待過程將地瓜洗淨並且削皮，並微波1分鐘使之軟化更好切，將200克的量切薄片，100克的量切碎丁，碎丁可先分成兩等份冷藏。
3. 在大瓷盤上鋪上烘培紙，平鋪薄片（盡量不重疊），全火微波3分鐘。
4. 將步驟1的毛豆瀝水並分成四等份後冷藏。
5. 將調理缽清洗後注入600ml的水，全火微波5分鐘。
6. 等待微波過程，將寒天條剪成細塊，另外準備中型碗內放入花枝丸。
7. 取出調理缽，趁水滾燙時倒入寒天條攪拌至溶解，並加入羅漢果糖，再攪拌均勻。
8. 將花枝丸全火微波1分鐘30秒。
9. 地瓜薄片分成兩等份後冷藏。
10. 花枝丸全對切，並分成四等份後冷藏。
11. 將開心果去殼後，分成四等份備用。
12. 將寒天凍放入冰箱冷卻後，切成用湯匙劃十字切成丁狀。

🕐 第 1～2 天

- **需要的備用食材**：地瓜薄片…1份、奶油乳酪…15克、莎莎醬…35克、花枝丸…1份
- **其他食材**：黑胡椒…適量
- **料理時間**：2分鐘

1. 中型盤上平鋪地瓜薄片和花枝丸，全火微波1分鐘30秒。
2. 地瓜片上加上奶油乳酪、黑胡椒，花枝丸淋上莎莎醬。

◀ 提醒 可選擇性加上蔥末。

1 餐份 熱量：328 大卡　蛋白質：15 克　淨碳：37 克　脂肪：13 克

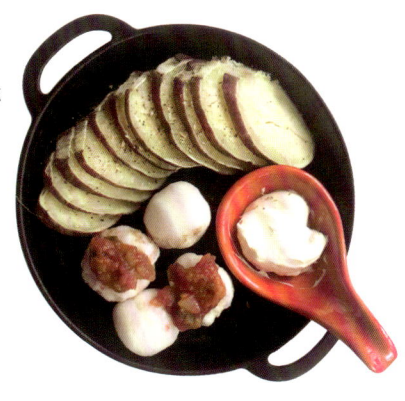

🕐 第 3～4 天

- **需要的備用食材**：毛豆…1份、奶油乳酪…15克、地瓜碎丁…1份、開心果…1份、蛋…1顆、無糖豆漿…150ml、羅漢果糖粉…5克
- **其他食材**：黑胡椒…適量、鹽…適量
- **料理時間**：5分鐘

1. 地瓜先在耐熱袋或可微波的杯子裡面，全火微波1分鐘，用湯匙稍微壓碎成泥。
2. 地瓜泥和豆漿、羅漢果糖、開心果先攪拌均勻。
3. 中型盤上，毛豆和鹽適量攪拌，推到盤上另一邊，打入一顆蛋後快速打散，全火微波40秒，取出馬上加入1小匙的奶油乳酪再拌炒雞蛋，再全火微波20秒。
4. 取出後，將剩餘的奶油乳酪拌入毛豆，再加上些許黑胡椒。

1 餐份 熱量：370 大卡　蛋白質：22 克　淨碳：21 克　脂肪：21 克

🕐 第 5～6 天

- **需要的備用食材**：毛豆…1份、無麩質燕麥…10克、花枝丸…1份、檸檬…半顆、無糖豆漿…150ml、開心果…1份
- **其他食材**：鹽適量、羅勒（可選擇性加）…適量、黑胡椒…適量
- **料理時間**：3分鐘

1. 盤上放入毛豆、鹽和無麩質燕麥，攪拌均勻後，撥到盤內另一側，再加上花枝丸，一起全火微波1分鐘。
2. 花枝丸擠上檸檬汁，適量黑胡椒和羅勒調味，開心果拍碎並撒在毛豆上。

1 餐份 熱量：402 大卡　蛋白質：26 克　淨碳：26 克　脂肪：22 克

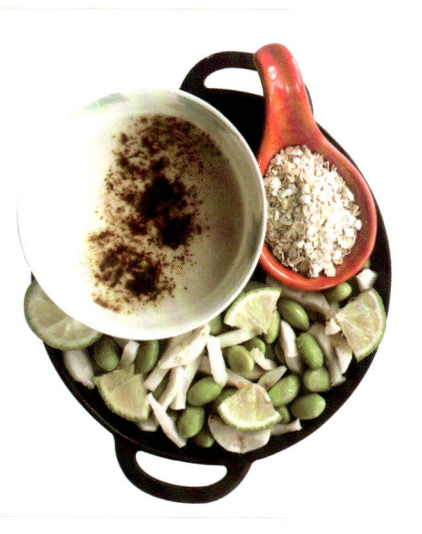

Set meal
周末
50 分鐘
備料食譜

早餐 — 馬鈴薯篇

份量 1 人份

🍚 **準備器皿**

中型碗 ×2 個
中型盤 ×1 個
調理缽 ×1 個

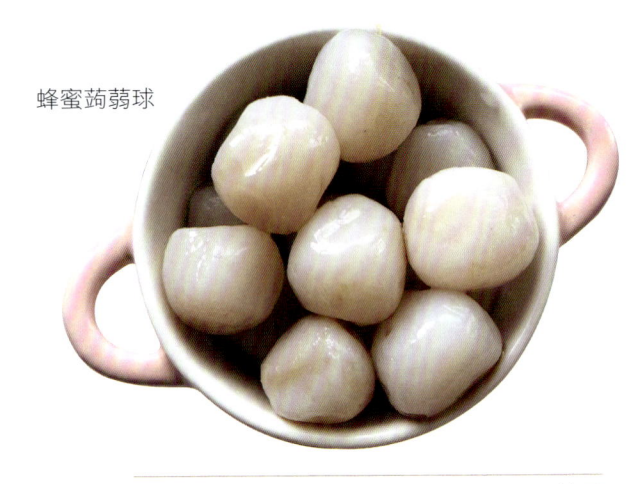

蜂蜜蒟蒻球

★甜點部分，可分成六等份，或不分量，等早餐後特別想吃點甜食時，再攝取少部分。

甜點 熱量：120 大卡　蛋白質：0 克　淨碳：30 克　脂肪：0 克

材料

馬鈴薯⋯320克
洋蔥⋯100克
柑橘⋯100克
無花果乾⋯40克
綜合堅果⋯16克
在來米粉⋯90克
水煮鮪魚⋯280克
無調味高蛋白粉⋯40克

希臘優格⋯150克
帕瑪森起士粉⋯20克
番茄⋯100克
蜂蜜⋯30克
蒟蒻球⋯200克
羅漢果糖粉⋯30克
雞蛋⋯2顆

會使用到的調味料：鹽、黑胡椒、巴薩米克醋

作法

1. 把蒟蒻包裝裡原有的鹼水瀝掉，放入中型碗內注入水淹過蒟蒻球，全火微波3分鐘。
2. 另一個中型碗裡注入半碗水，將洋蔥泡入水內。
3. 洗淨的馬鈴薯去芽眼之後，全放進調理缽裡，全火微波3分鐘30秒。
4. 將無花果乾切成片狀或碎丁狀，分成兩等份，綜合堅果分成兩等份。
5. 取出馬鈴薯之後，馬上放入冷藏層做冷卻，鮪魚分成4等份。
6. 把洋蔥瀝水後，切成細條狀，分成兩等份。
7. 番茄切成片，分成兩等份。
8. 取去冷卻的馬鈴薯後，一半切成厚片狀分成兩等狀先冷藏，另一半切成細丁並再留在調理缽裡。
9. 細丁的馬鈴薯再加入10ml的水，全火微波1分鐘30秒，取出並壓成泥，分成兩等份。
10. 把步驟1的蒟蒻球瀝掉水，並加入羅漢果糖粉拌均勻，冷藏（要食用時再淋上約5克的蜂蜜）。

🕐 第1～2天

- **需要的備用食材**：馬鈴薯片…1份、洋蔥…1份、無花果乾…10克、綜合堅果…8克、水煮鮪魚…1份
- **其他食材**：鹽…適量、橄欖油…適量、黑胡椒…適量
- **料理時間**：5分鐘

1. 在中型盤上混合洋蔥和水煮鮪魚，加入鹽、橄欖油、黑胡椒，全火微波2分鐘。
2. 將盤上的炒洋蔥，推到另一側，放上馬鈴薯厚片，全火微波1分鐘。
3. 放上堅果、無花果和柑橘。

> **1 餐份** 熱量：205 卡 蛋白質：20 克 淨碳：25 克 脂肪：2 克

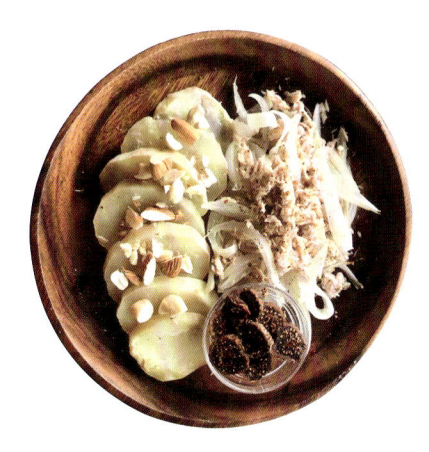

🕐 第3～4天

- **需要的備用食材**：在來米粉…45克、無調味高蛋白粉…20克、柑橘…50克、希臘優格…75克、帕瑪森起士粉…10克
- **其他食材**：黑胡椒…適量、鹽…適量
- **料理時間**：4分鐘

1. 在烘焙紙上混合高蛋白粉、在來米粉、帕瑪森起士粉、鹽、黑胡椒粉後，中火微波2分鐘30秒。
2. 放上希臘優格和柑橘片。

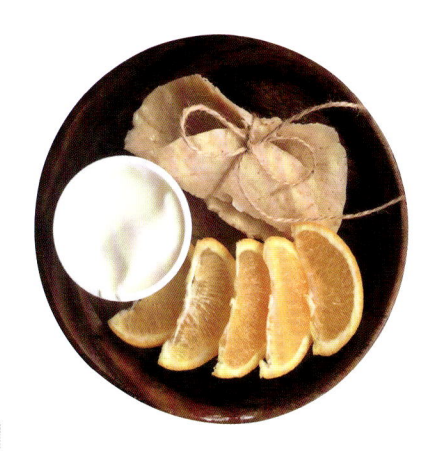

> **1 餐份** 熱量：340 大卡 蛋白質：29 克 淨碳：46 克 脂肪：4 克

🕐 第5～6天

- **需要的備用食材**：馬鈴薯泥…1份、番茄…50克、水煮鮪魚…1份、蛋…1顆
- **其他食材**：蒜粉…少許、鹽…適量、巴薩米克醋…適量
- **料理時間**：5分鐘

1. 中型盤上混合馬鈴薯泥、水煮鮪魚、蒜粉、鹽，全火微波1分鐘。
2. 把馬鈴薯泥推到盤上另一側，打入一顆雞蛋，中火微波2分鐘。
3. 將馬鈴薯泥壓成圓形。
4. 平鋪上番茄片並淋上巴薩米克醋。

> **1 餐份** 熱量：218 大卡 蛋白質：21 克 淨碳：17 克 脂肪：7 克

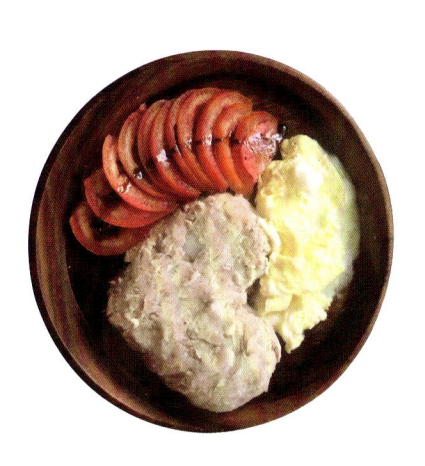

常備裝飾用菜

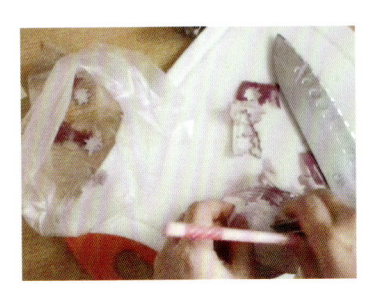

紫洋蔥楓葉

用精緻模具壓出形後,再用筷子戳出來脫膜,捲進廚紙再放入密封的夾鍊袋冷藏2～5天。
可以用甜菜根、火龍果、紫地瓜(紫薯)做取代。紅甜椒、番茄則會因過厚不適合。

提醒:壓模時可將半顆洋蔥墊在單片洋蔥下方,會更容易斷開與脫模。

實際運用請參考P.51「白酒香腸炒飯」。

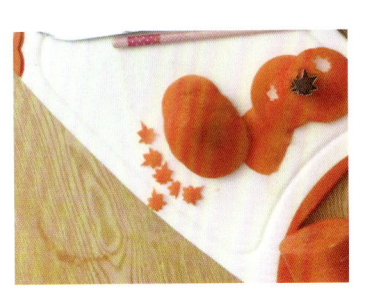

紅蘿蔔楓葉

用精緻模具壓出形後再用筷子戳出脫膜,捲進廚房紙巾再放入夾鍊袋密封冷藏3～7天。
也可用南瓜、地瓜、杏桃做取代。
黃甜椒則因過厚不適合。

實際運用請參考P.71「剝皮辣椒起士雞肉捲」。

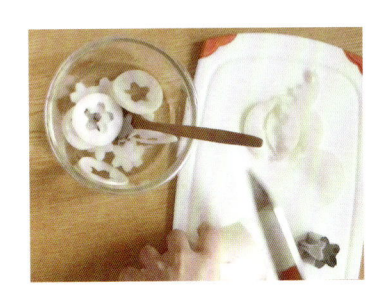

甜菜根白蘿蔔

用精緻模具壓出形後再用筷子戳出脫膜,倒入甜菜根粉,馬上攪拌均勻,夾鍊袋密封或保鮮盒可冷藏2～5天。
甜菜根粉可用紅麴粉做取代,但顏色會偏正紅色。或用蝶豆花加幾滴檸檬變紫色後再浸泡。

提醒:可以做成兩種造型,第一種是「單朵花」,第二種是「圓圈內中空的花」(如圖)

實際運用請參考P.103「土豆茶碗蒸燉飯」。

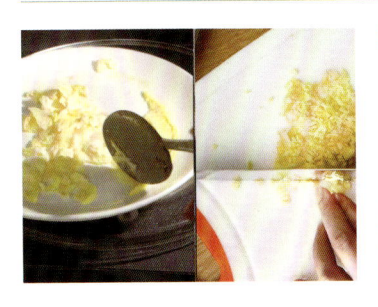

裝飾的蛋末

在中型盤上蛋液打散後倒入,微波中火2～3分鐘,用湯匙切塊再倒入沾板用刀切細,最後再倒入耐熱袋用手捏至最細,放入微波爐再全火加熱1分鐘,可冷藏1～3天保存。

提醒:可加入鹽巴和無食鹽柴魚昆布粉做調味。

實際運用請參考P.85「皮蛋莎莎醬炸鯛魚餅」。

常備蒟蒻麵做法

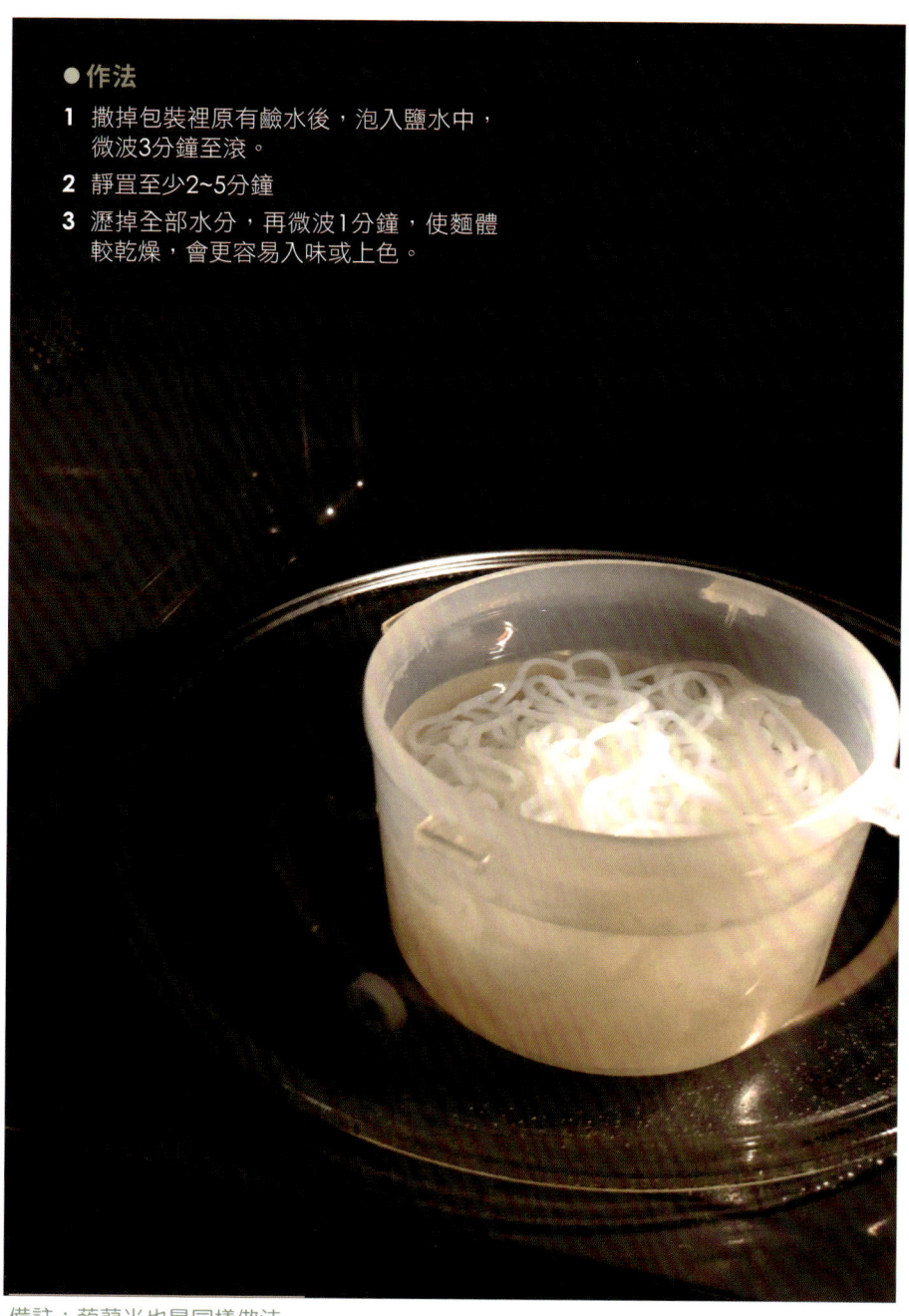

● 作法
1. 撒掉包裝裡原有鹼水後,泡入鹽水中,微波3分鐘至滾。
2. 靜置至少2~5分鐘
3. 瀝掉全部水分,再微波1分鐘,使麵體較乾燥,會更容易入味或上色。

備註:蒟蒻米也是同樣做法。

微波參考時間表

蔬菜參考微波時間表（以下建議使用 700W）

蔬菜	克數	加熱時間
蘆筍	200 克	1～2 分
甜菜根	450 克	9～12 分
小白菜	300 克	1～2 分
白／綠花椰菜	200 克	1～2 分
高麗菜	300 克	3～5 分
紅蘿蔔	200 克	3～5 分
茄子	200 克	2～4 分
青豆／毛豆	200 克	1～3 分
蘑菇	220 克	1～2 分
青椒	200 克	1～2 分
馬鈴薯	250 克	5～7 分
菠菜	200 克	1～2 分
櫛瓜	220 克	2～3 分

肉類參考微波時間表（以下建議使用 500W）

肉品	克數	加熱時間
牛肉	500 克	10～12 分
牛小排	500 克	10～12 分
豬肉	500 克	8～12 分
豬腳	500 克	12～15 分
火腿	300 克	3～5 分
羊肉（無骨）	500 克	10～12 分
羊肉（帶骨）	500 克	12～16 分
魚片	350 克	4～6 分
魚排	350 克	6～8 分

各種瓦數的加熱時間換算表

500W	600W	700W
40 秒	30 秒	20 秒
1 分 10 秒	1 分鐘	50 秒
1 分 50 秒	1 分 30 秒	1 分 10 秒
2 分 20 秒	2 分鐘	1 分 40 秒
3 分鐘	2 分 30 秒	2 分鐘
3 分 40 秒	3 分鐘	2 分 20 秒
4 分 50 秒	4 分鐘	3 分 10 秒
6 分鐘	5 分鐘	4 分鐘

微波爐使用注意事項（極度重要）

● 絕對不可放入微波加熱的品項

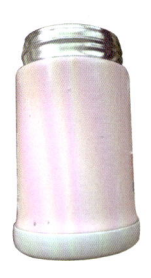

金屬物品

任何金屬容器，例如保溫罐、鐵鋁便當盒、金屬食器等等都千萬不能放入微波爐裡加熱，可能會引發嚴重災害（除非是近期新型的微波蒸烤爐，有說明書指示可以放入金屬物質）。

● 水和液體也不能加熱過久，否則會因過熱而產生類似引爆的「突沸現象」。

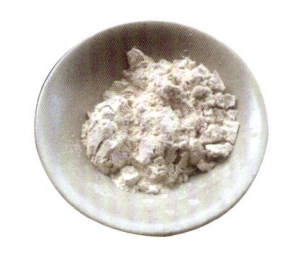

乾粉或含水量少的食品

微波爐加熱是利用食物本身水分子吸收微波之後，高壓狀態與其他份子相互擠動擦撞，而產生熱，所以當放入微波的物品含水量太低時，就很容易焦掉或碳化。除了像乾粉食材不適合，例如辛香料、水份流失的蔥蒜薑、冷藏過久而硬化的饅頭麵包類都屬於容易微波加熱而燒焦（甚至起火危險產生）的食品。

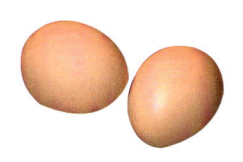

密閉的包裝、容器或結構

如上一項所提，微波爐加熱時會使食物內的水分高速蒸發掉，如果內部高倍數急劇膨脹的水蒸氣，就為了衝出表層而會產生爆炸的危機，如微波帶殼水煮蛋或生雞蛋等，最後會導致水分與壓力衝破蛋殼而造成水煮蛋爆炸。包含密封微波食品，也需要開一個小口、戳一個小洞，或密閉的容器也請注意是否有透氣孔，以防爆炸灼傷。

● 如果加熱過程有溢出、噴出、濺出的殘留食物要清洗乾淨，若無處理而反覆加熱，會有焦黑碳化而起火的可能

● 特別注意事項和提點

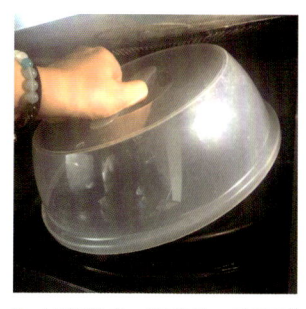

1 加熱完成，開蓋時一定要朝著自身反方向，否則很容易★ 被水蒸氣燙傷手（P.46「10分鐘搞定午餐」全篇章的使用技法）。

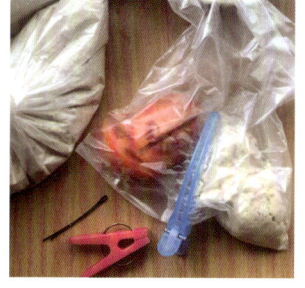

2 密封袋的乾濕分離法示範（在本書P.46「10分鐘搞定午餐」與P.156的「一週早餐」篇裡很常運用）可用曬衣夾、長髮夾等做分隔。

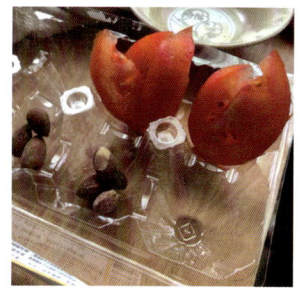

3 利用洗淨晾乾的雞蛋盒，將整週備料分隔方法（於本書P.156的「一週早餐」篇裡會運用到）。

Set meal

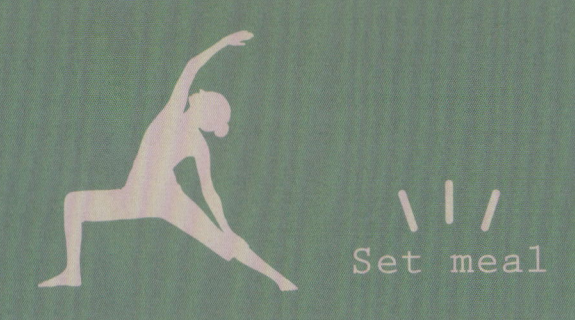

居家運動小講堂

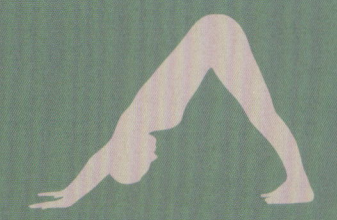

運動前先看過來!

* 建議開始執行一邊運動一邊料理前,要多練習直到每個動作都熟悉為止。
* 練習伸展動作時若是房間空間不夠,也可在床墊上進行,但如果床墊過軟,需更小心動作正確性,以防受傷。
* 彈力帶使用前,建議先檢查是否邊緣處有小裂痕,以防使用過程中有斷裂意外產生。
* 運動順序,請踩用坐姿/跪姿/站姿,從左至右的順序,整個動作中核心肌群所參與的程度越高。初學者建議先從坐姿開始練習起,因為骨盆相對的穩定度較高。

彈震式伸展和靜態伸展的差別

* 彈震式如文字所示,動態的彈震方式,有規律節奏性來回伸展,例如:每一秒鐘來回延展同一部位肌肉。
* 靜態伸展的方式,則是肌肉在延展狀態下靜止數秒鐘。
* 彈震式適合用於運動訓練前,靜態伸展則建議在運動訓練後。

☆建議請教專業教練做動作細節的訂正,可將受傷風險降至最低。

運動設計 1

3 分鐘

全身伸展操（彈震式伸展）

以下動作各 30 秒，可以設立計時器輔助練習。
（右側 15 秒結束，再換左側 15 秒，共 30 秒）
- 大腿前側伸展
- 大腿後側伸展
- 單跪姿腹內外斜伸展
- 三角肌伸展
- 肱三頭伸展
- 胸大肌伸展

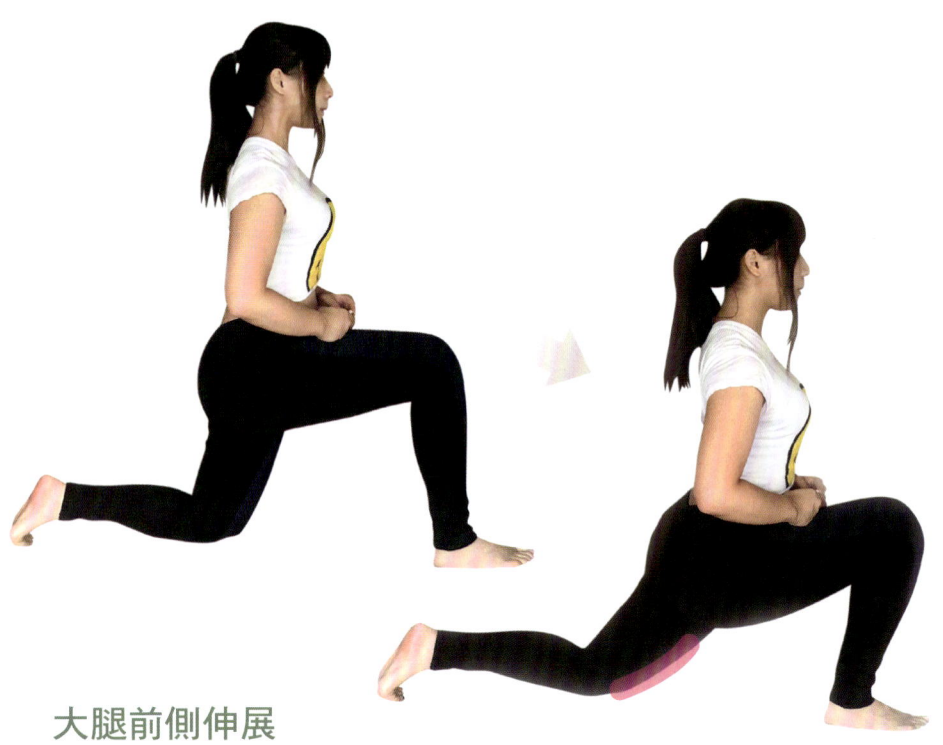

大腿前側伸展

踩單跪姿，盡可能把髖部往前推，感受標示位置伸展，如果膝蓋會疼痛可在下方墊毛巾。

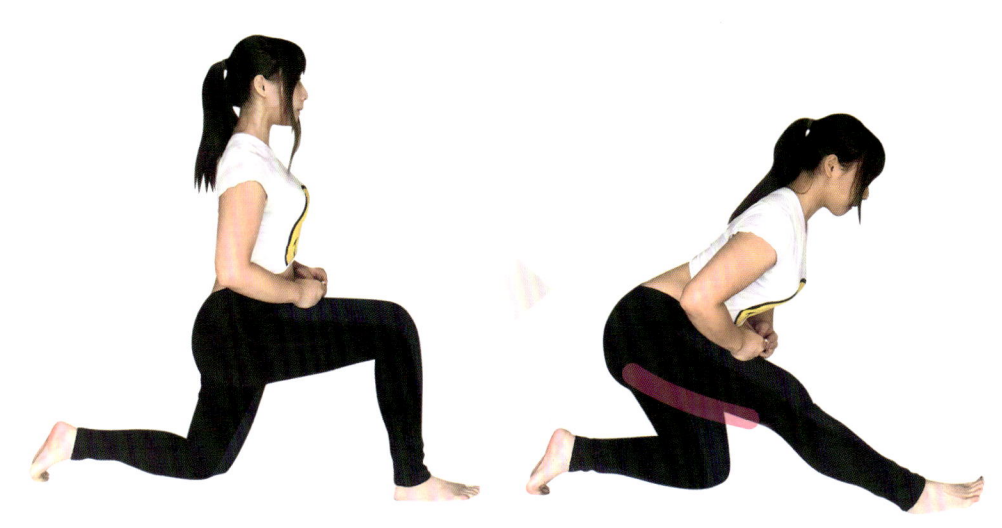

大腿後側伸展

踩單跪姿，盡可能把髖部往後推，前腳膝蓋打直後，維持腰桿打直狀態，把上身往前壓同稍微挺胸，感受標示位置伸展。

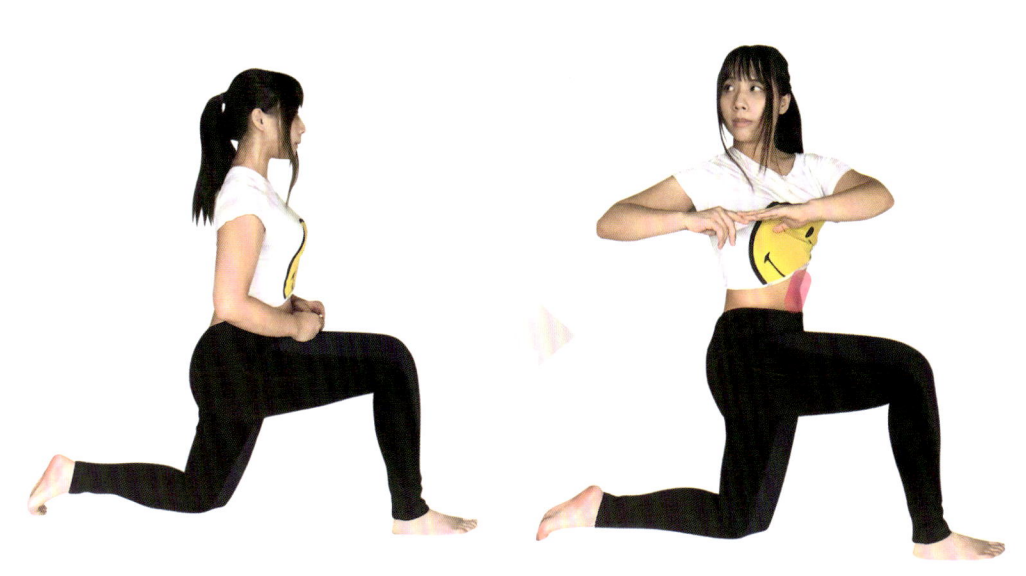

單跪腹內外斜肌伸展

踩單跪姿，確保腰桿打直挺胸，想像胸口中心點轉向前腳膝蓋那一側，感受標示位置伸展。注意上身轉動時，也盡量保持骨盆穩定不動。

三角肌伸展

一手打直,抬至地面平行,並壓至另一側肩前側,另一隻手壓著打直手的肘關節。肩膀要下壓,放鬆不聳肩,才能達到效果(想像肩峰都往地板沉),感受標示位置伸展。

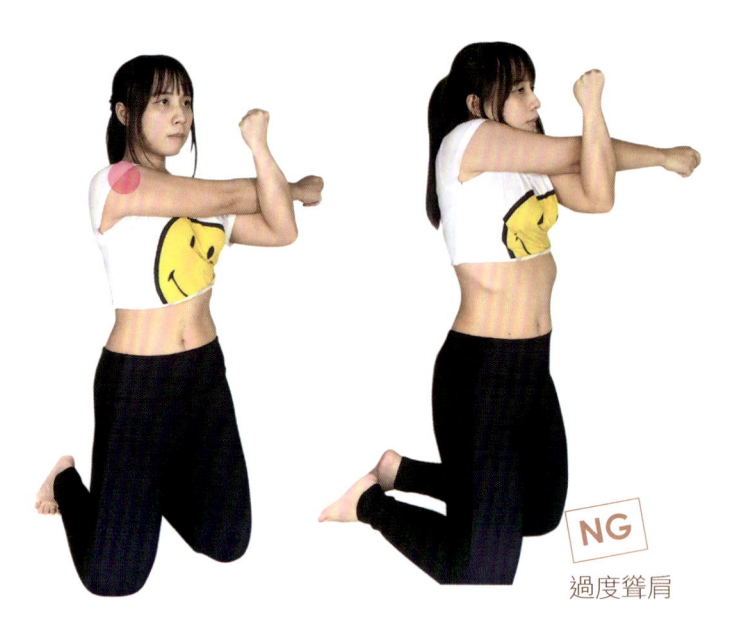

NG 過度聳肩

肱三頭伸展

將一隻手臂抬高並貼進耳朵,肘關節彎曲,前臂自然放鬆下垂,另一隻手掌將彎曲的肘關節處下壓,感受標示位置伸展。

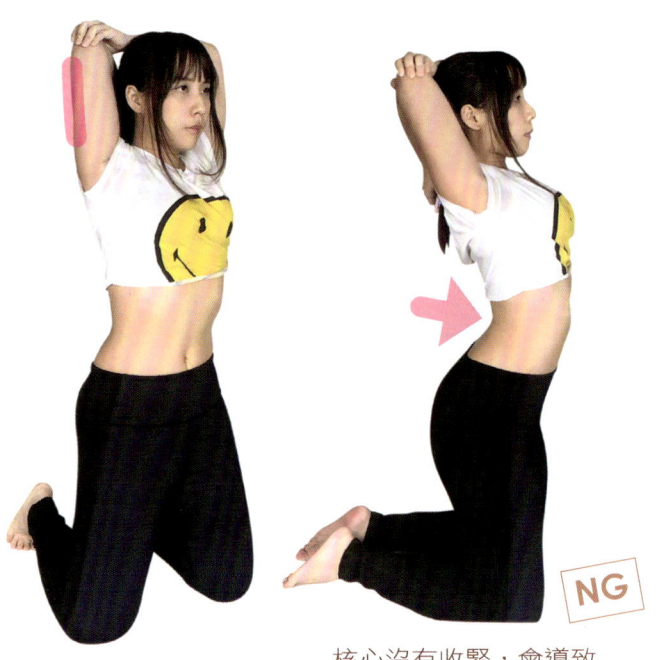

NG 核心沒有收緊,會導致張力都往背後集中造成腰椎區域壓力。

胸大肌伸展

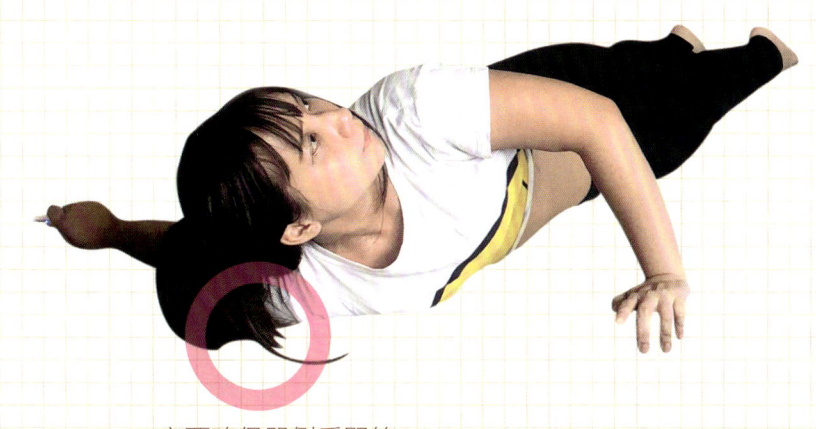

一定要確保單側肩關節有壓地面。

先採趴姿，不聳肩並將一隻手往外伸直，與腋下呈90度，另一隻手肘彎曲並推向地板（想像單手伏地挺身），保持伸直手的肩關節壓在地面上，讓胸大肌抬起離開地面，感受單側胸肌伸展。

運動設計 2

3 分鐘

上肢核心操（使用彈力帶輔助）

以下動作以 8 下為 1 組，一個動作共 3 組（約 50 秒），進入下一個動作前休息 15 秒。

- 肩外旋
- 肩上推
- 核心扭轉

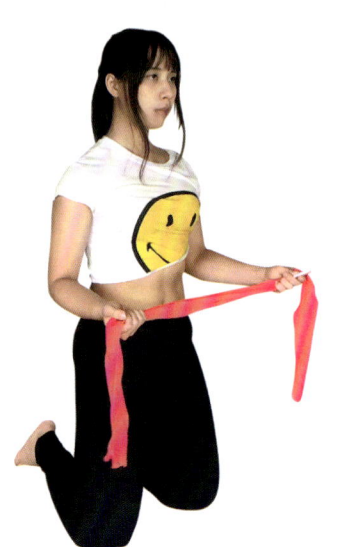

肩外旋

肩膀下沉，確實將雙手肘緊貼身體，手掌心朝上並握緊彈力帶，先吸氣再吐氣同時，將拳頭向外側並與地面平行外推。

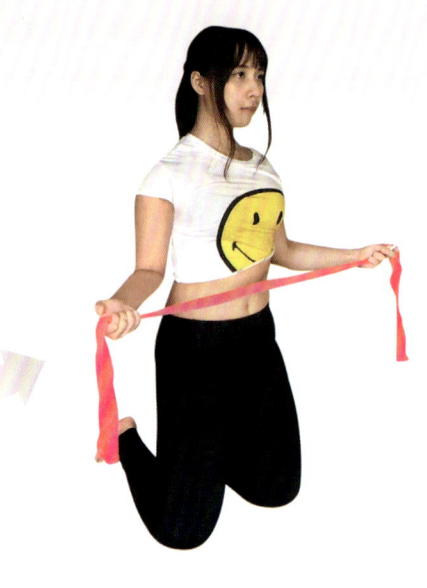

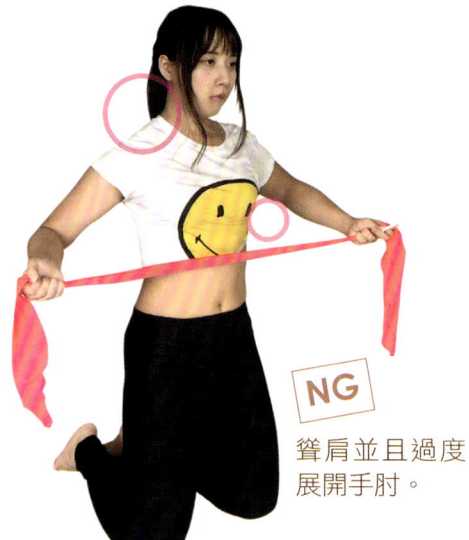

NG
聳肩並且過度展開手肘。

肩上推

將彈力帶壓在膝蓋下,雙手分別握住彈力帶兩端,肩膀下沉,腰桿打直,彎曲手肘呈現如圖,保留小臂與地面垂直,掌心朝前手碗打直,拳頭在耳朵旁高度,先吸氣,再吐氣往上將手肘往上,再吸氣再慢慢回到起始位置。

此為彈力帶較短時改成單手的示範(但時間就會延長)

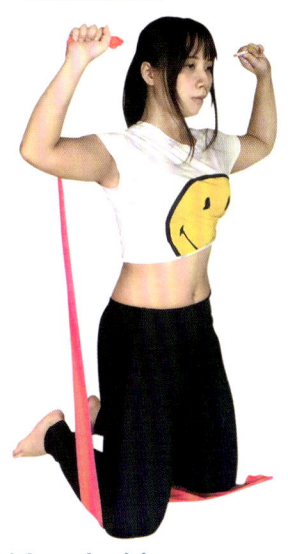

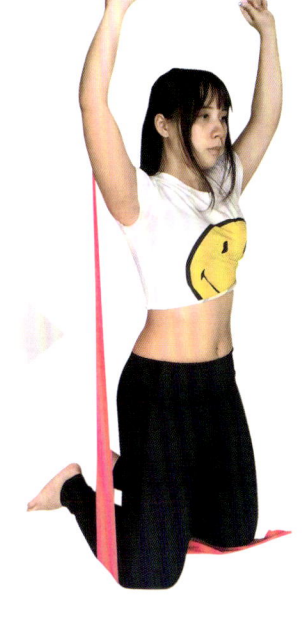

NG
過度聳肩核心沒有收緊。

☆拉彈力帶之前請確保雙側拉力是均等的。如果彈力帶長度不足,可以踩用單手訓練。
☆注意過程中身體晃動的程度。

核心扭轉

(建議初階先踩坐姿,圖示為跪姿示範)雙手握拳抓緊彈力帶並向胸前推,打直手肘與地面平行,肩膀下沉不聳肩,腰桿打直,想像整個核心是像擰毛巾一樣,做扭轉,單側做完 換另一側。

☆注意骨盆不能轉動,程度更優者可以弓箭步做核心扭轉。

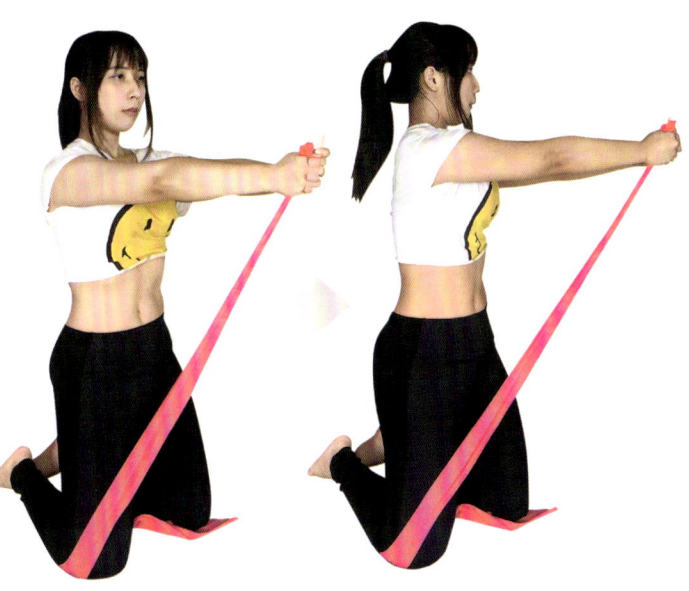

運動設計 3

3 分鐘

美背操（使用彈力帶輔助）

以下各動作以 8 下為 1 組，一個動作共 3 組（約 50 秒），進入下一個動作前休息 15 秒。
- 划船
- 水平拉

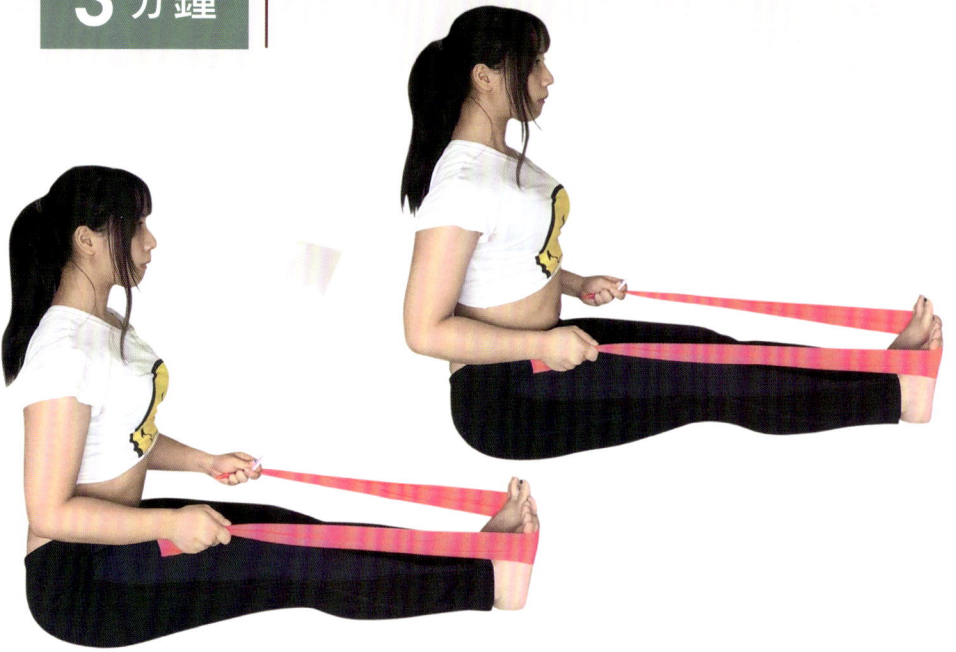

划船

將彈力帶繞在雙腳掌，雙手分別握住彈力帶兩端，肩膀下沉不聳肩，腰桿打直，先吸氣，再吐氣，將上臂後拉至超過整個背水平面，再吸氣一邊將手返回到如圖初始位置。

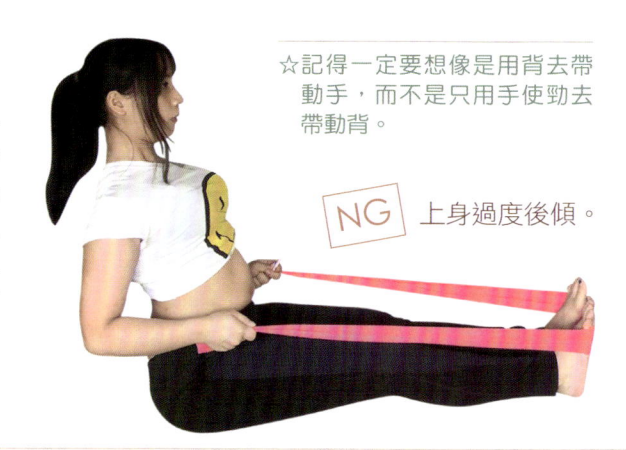

☆記得一定要想像是用背去帶動手，而不是只用手使勁去帶動背。

NG 上身過度後傾。

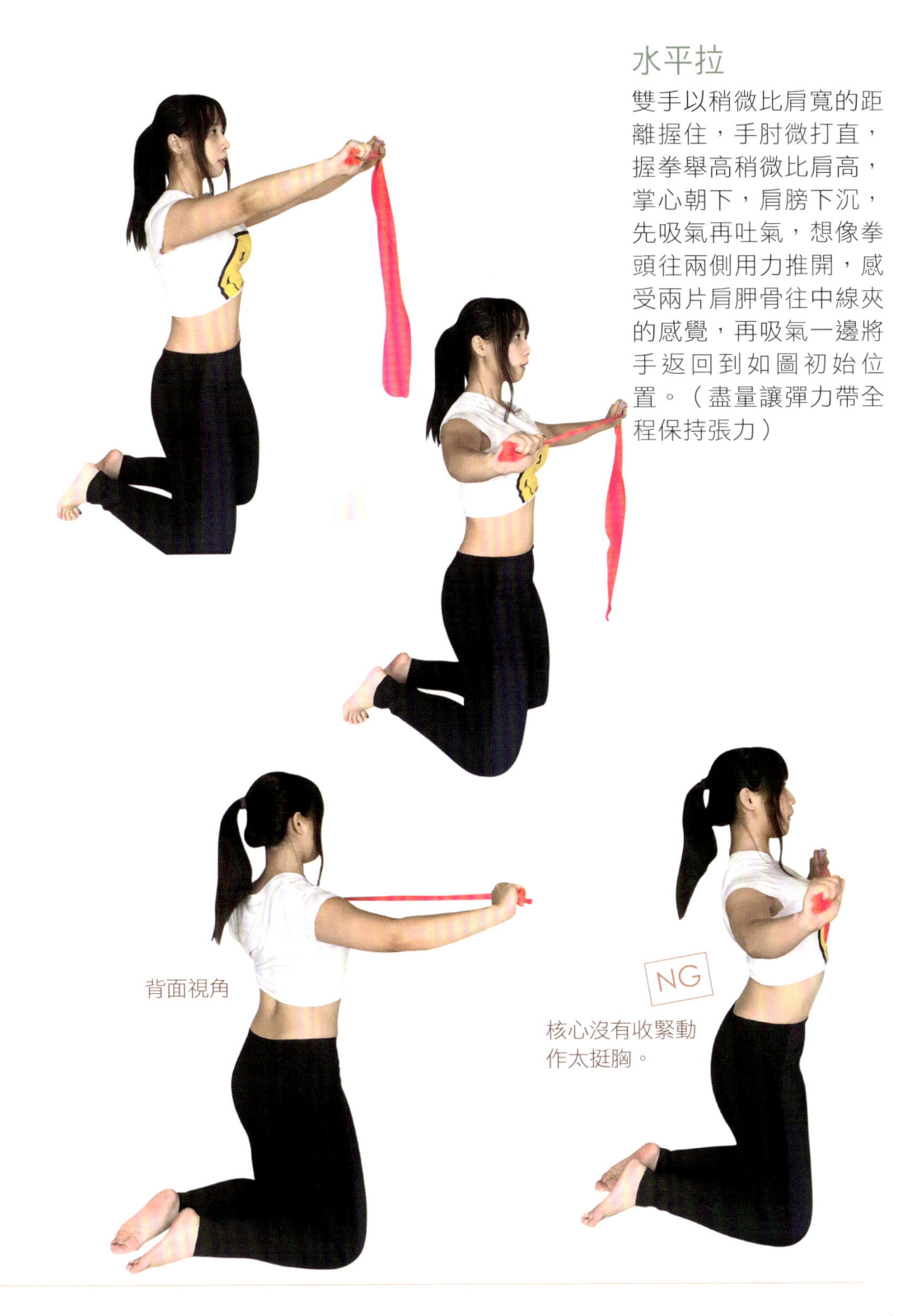

水平拉

雙手以稍微比肩寬的距離握住,手肘微打直,握拳舉高稍微比肩高,掌心朝下,肩膀下沉,先吸氣再吐氣,想像拳頭往兩側用力推開,感受兩片肩胛骨往中線夾的感覺,再吸氣一邊將手返回到如圖初始位置。(盡量讓彈力帶全程保持張力)

背面視角

NG
核心沒有收緊動作太挺胸。

運動設計 4

6 分鐘

間歇運動

以下動作一連串做完為 1 組，共 3 組。
- 深蹲跳（20 秒） 休息 15 秒（錯誤動作提醒）
- 棒式手前伸（30 秒）休息 15 秒（錯誤動作提醒）
- 登山跑者（10 秒）休息 30 秒（錯誤動作提醒）

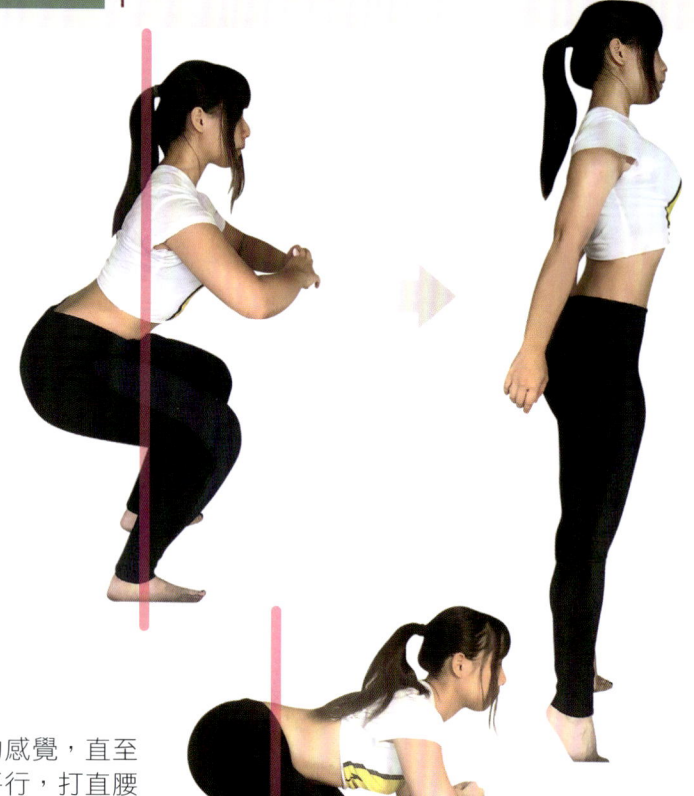

深蹲跳

想像往下坐的感覺，直至大腿與地面平行，打直腰桿不圓肩，雙手自然往前伸，維持 2 秒後，想像用夾臀的力量將上身往上頂的方式跳離地面，雙手自然甩直，每一下盡力跳高。

NG

☆如何測量腳距，每個人髖的角度都不一樣，不一定要與肩同寬，全蹲並且把腰桿打直後，能舒適維持全蹲的腳距，就是適您本身的深蹲腳距。

棒式手前伸

採俯臥姿，彎手肘，腳尖踩與肩同寬，上臂跟地面垂直，想像整個人跟一根棒子一樣，腹部用力內收，夾臀，雙手輪流去往前伸，過程中不要憋氣。

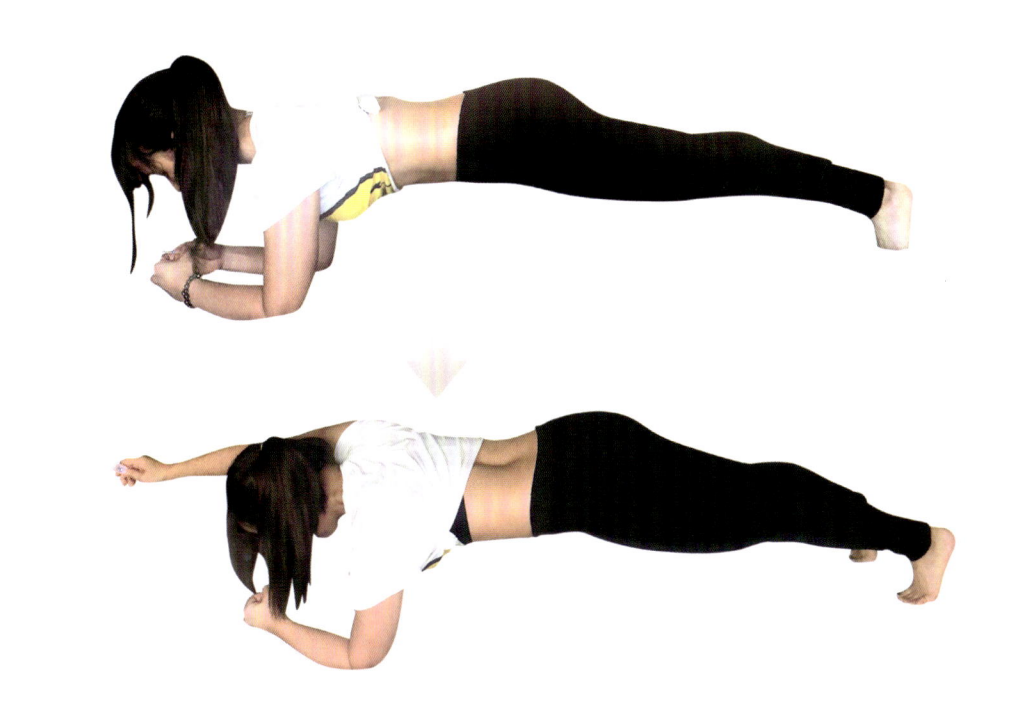

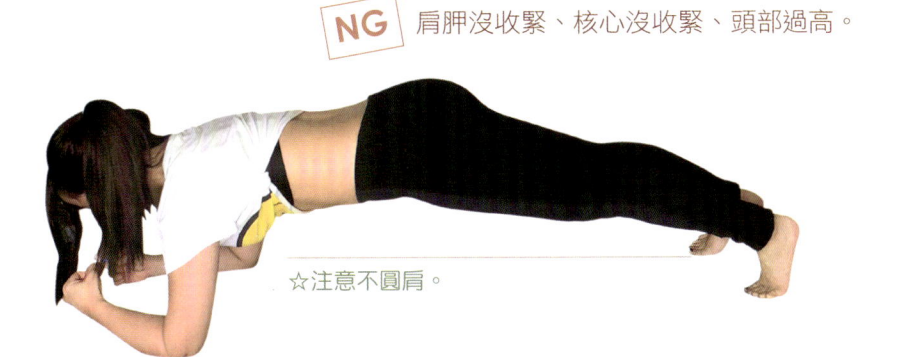

NG 肩胛沒收緊、核心沒收緊、頭部過高。

☆注意不圓肩。

登山跑者

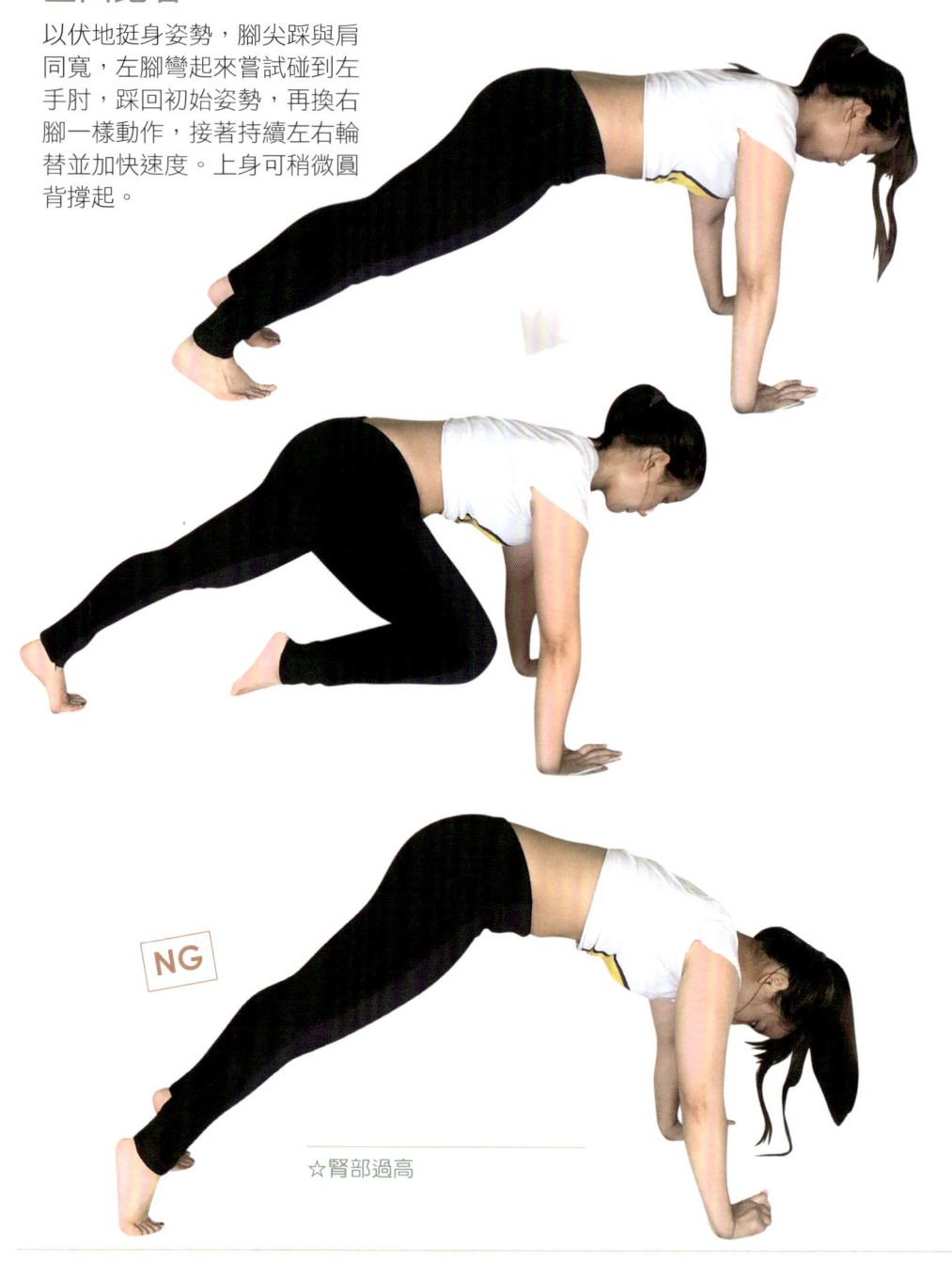

以伏地挺身姿勢，腳尖踩與肩同寬，左腳彎起來嘗試碰到左手肘，踩回初始姿勢，再換右腳一樣動作，接著持續左右輪替並加快速度。上身可稍微圓背撐起。

NG

☆臀部過高

運動設計 5

10 分鐘

全身肌力運動

以下一個動作以 12 下為 1 組（20 秒），組間休息 15 秒，共 3 組，進入下一個動作前休息 30 秒。
- 肩推＋弓箭步
- 臀推 反式捲腹
- 彈力帶胸推
- 坐姿划船—請參考 P.178「3 分鐘美背操」篇章裡的划船動作。
- 彈力帶側平舉

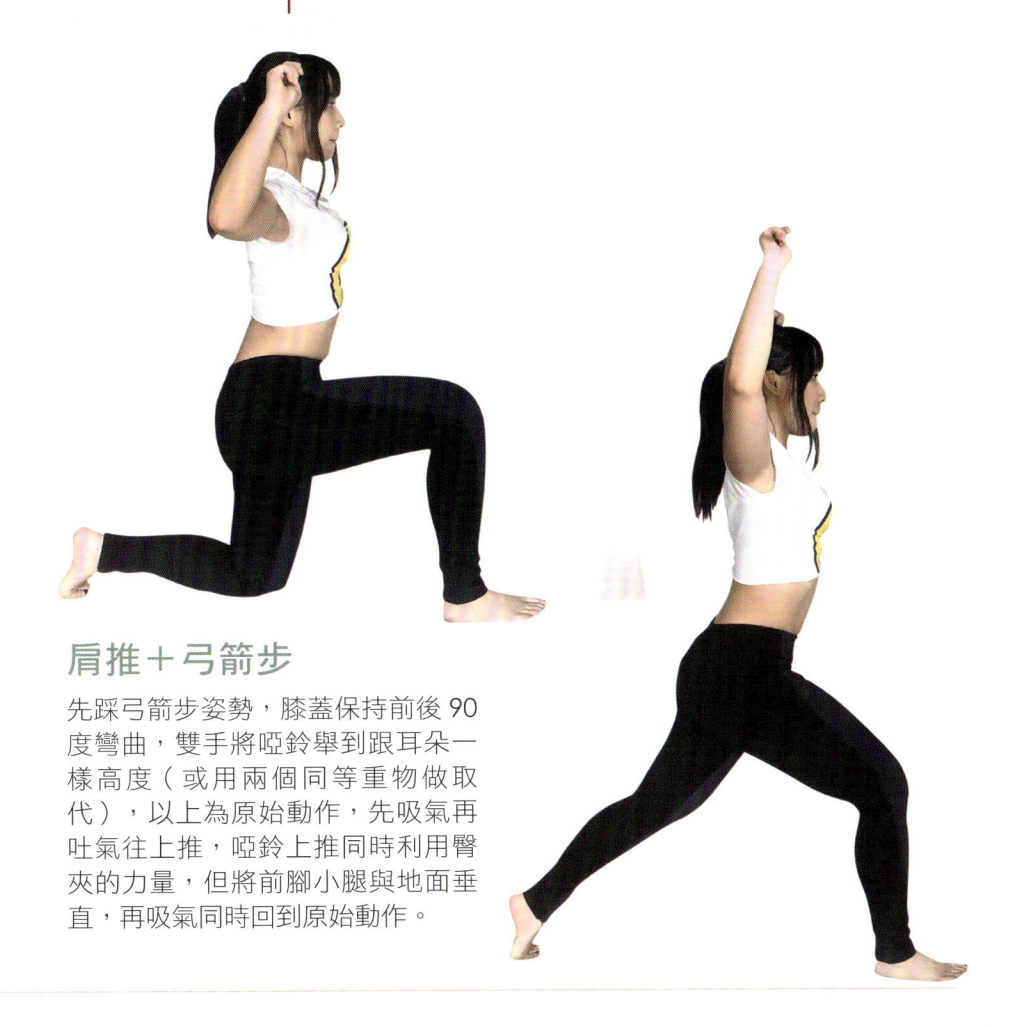

肩推＋弓箭步

先踩弓箭步姿勢，膝蓋保持前後 90 度彎曲，雙手將啞鈴舉到跟耳朵一樣高度（或用兩個同等重物做取代），以上為原始動作，先吸氣再吐氣往上推，啞鈴上推同時利用臀夾的力量，但將前腳小腿與地面垂直，再吸氣同時回到原始動作。

臀推＋捲腹

仰躺姿勢並屈膝，請確保將整個下背貼平於地面，用臀夾的力量將骨盆上推（想像往天花版推），感受臀部和大腿後側整個很緊繃狀態，回到初始姿勢後，再吸氣馬上吐氣同時，把腹部捲起，輪流以上動作。

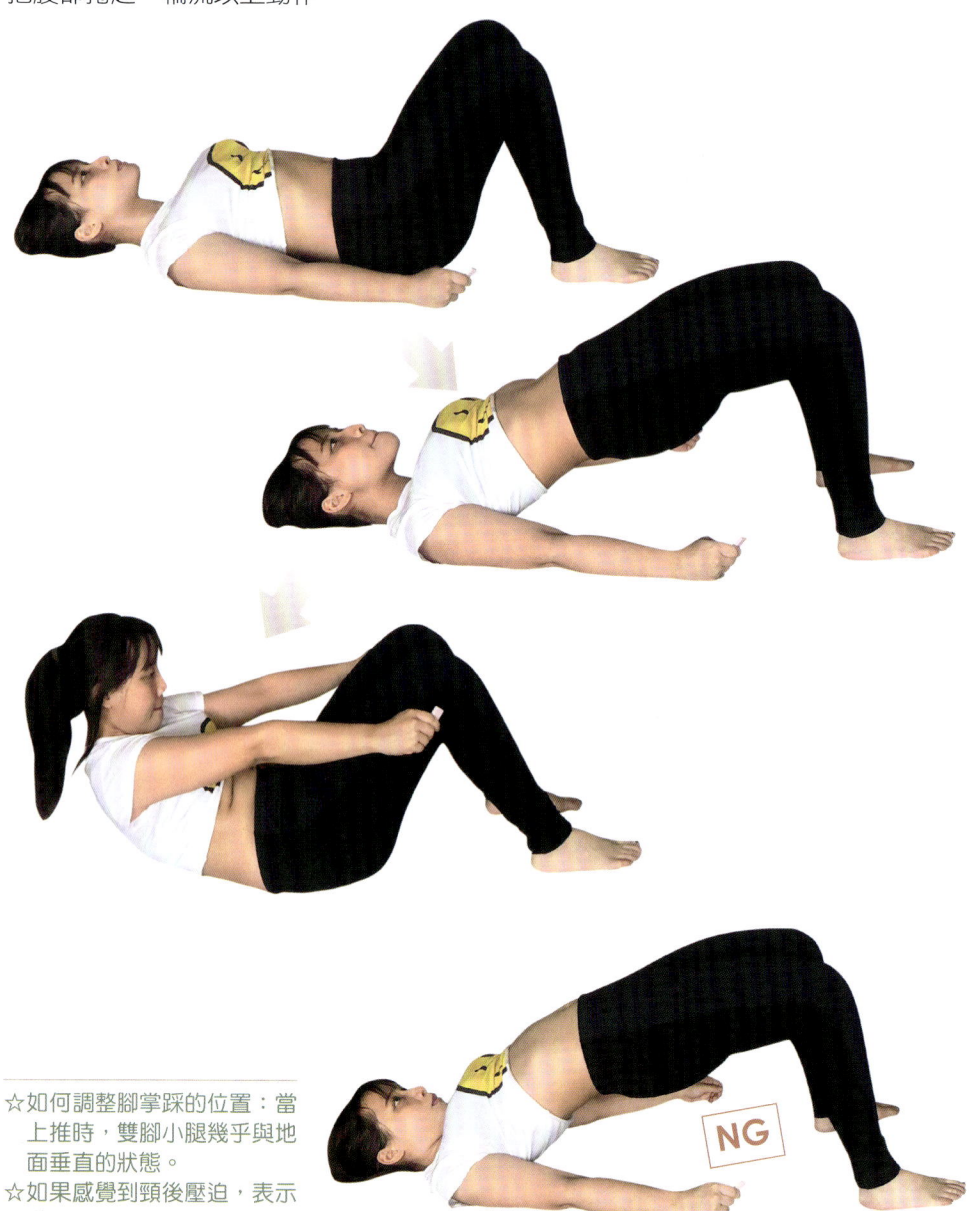

☆如何調整腳掌踩的位置：當上推時，雙腳小腿幾乎與地面垂直的狀態。

☆如果感覺到頸後壓迫，表示動作還不夠正確。

整個重心是往脖子做移動的。

NG

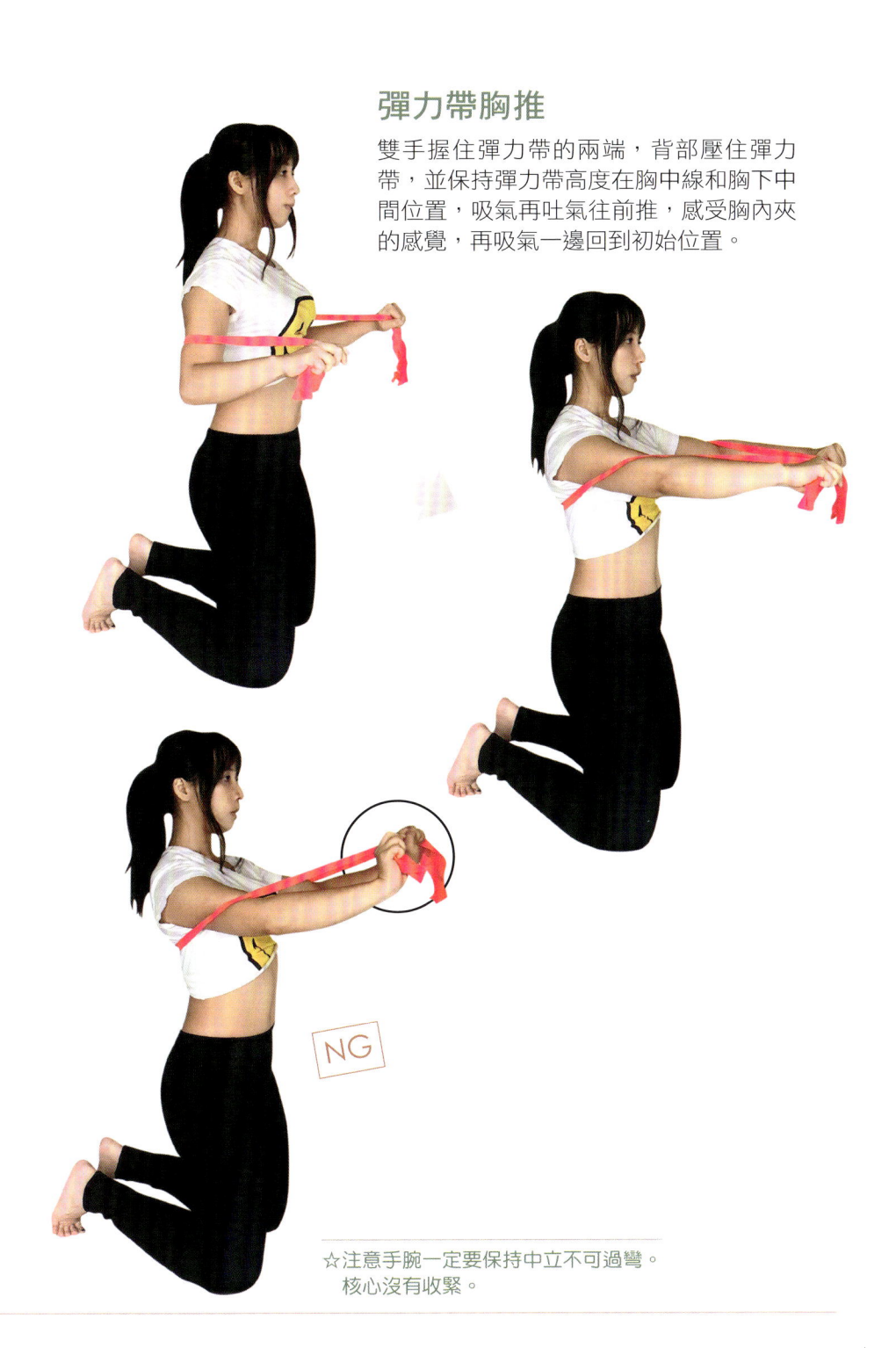

彈力帶胸推

雙手握住彈力帶的兩端，背部壓住彈力帶，並保持彈力帶高度在胸中線和胸下中間位置，吸氣再吐氣往前推，感受胸內夾的感覺，再吸氣一邊回到初始位置。

NG

☆注意手腕一定要保持中立不可過彎。
　核心沒有收緊。

彈力帶側平舉

先採站姿，將彈力帶中間點踩在腳下，雙手握住彈力帶兩端並將掌心朝下，雙肘打直但微彎，先吸氣再吐氣同時，打開雙臂並抵抗彈力帶的阻力，再吸氣一邊將手放回初始位置。

☆如果彈力帶不夠長，可用併接2條的方式，或先練單邊，後者時間花費較長。

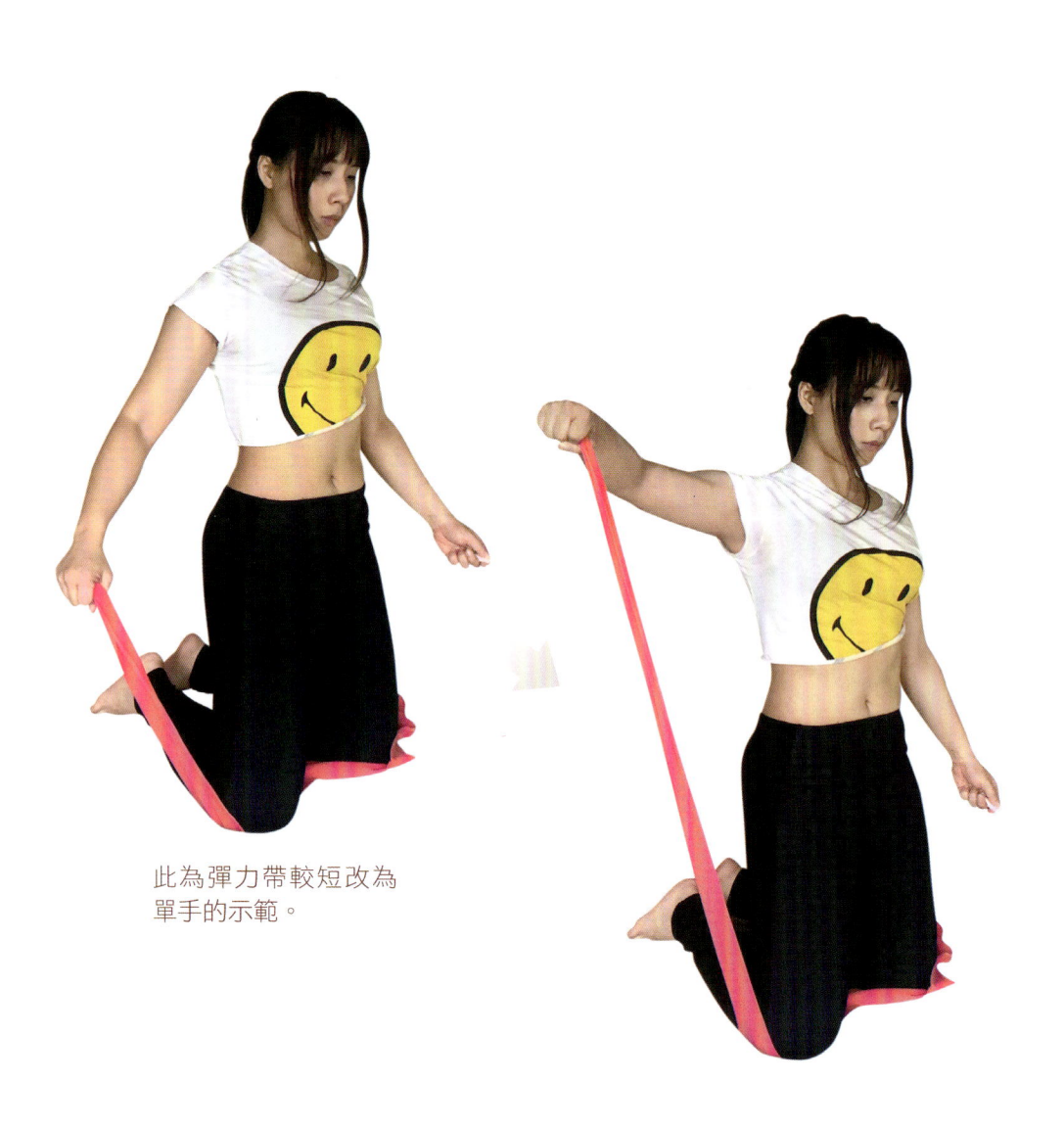

此為彈力帶較短改為單手的示範。

運動設計 6

3 分鐘

美臀運動

以上各動作各 8 下為 1 組，一個動作共 3 組（約 45 秒），進入下一個動作前 15 秒。
- 臀外展
- 臀推：參考 P.183「10 分鐘全身肌力」的臀推篇。
- 彈力帶硬舉（錯誤動作提醒）

臀外展

先採側躺姿勢，靠近地面的手彎枕在頭下方，另一支手撐在胸前，膝蓋彎曲，腳掌合併，先吸氣再吐氣把膝蓋打開，再吸氣一邊把腳放回原位，全程一定要保持腳跟相對

☆請確保臀部有發力的感覺，再使用彈力圈加強。

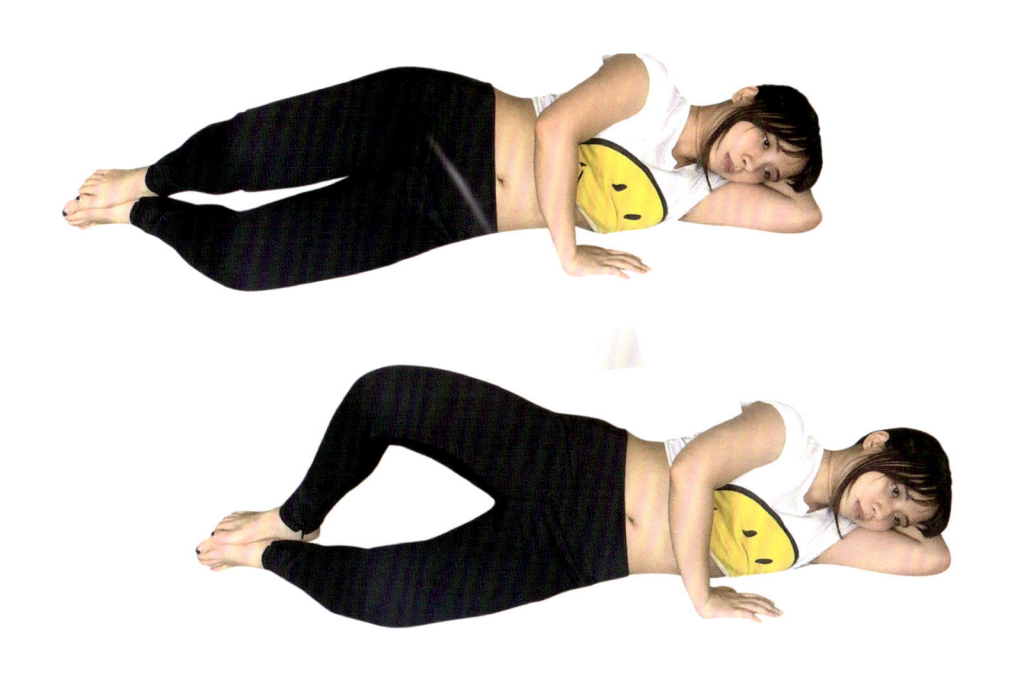

彈力帶直膝硬舉

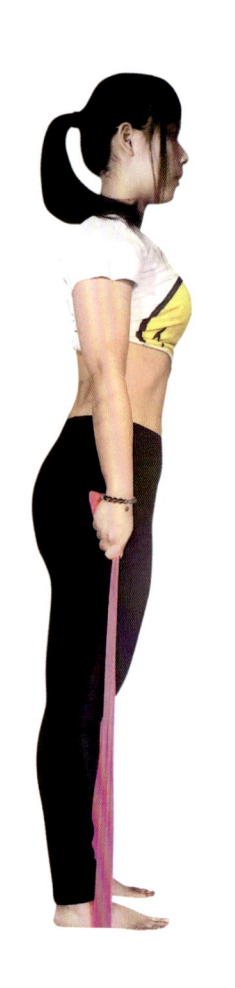

將彈力帶中間點踩於腳下，雙手握住彈力帶2端，雙腳與肩同寬，打直腰桿保持脊柱中立，先吸氣再吐氣的同時，把臀部往後推，彎膝蓋但小腿全程和地面垂直，挺胸不駝背，再吐氣用臀夾的力量，把屁股往前送，回到初始位置。

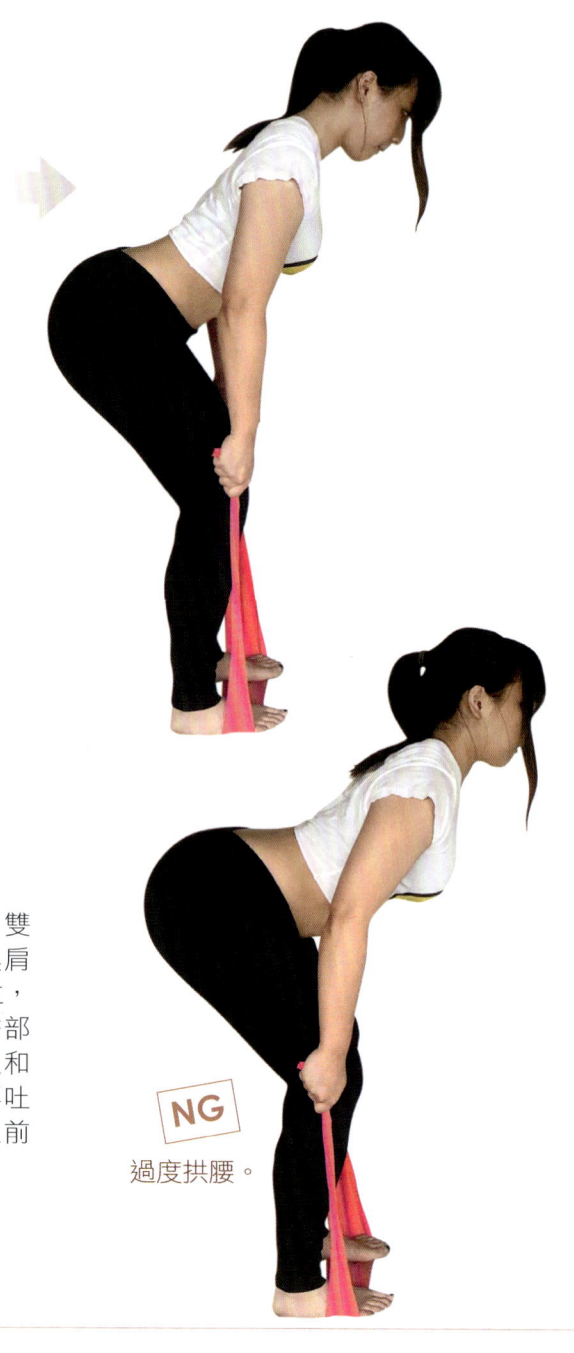

NG 過度拱腰。

牆

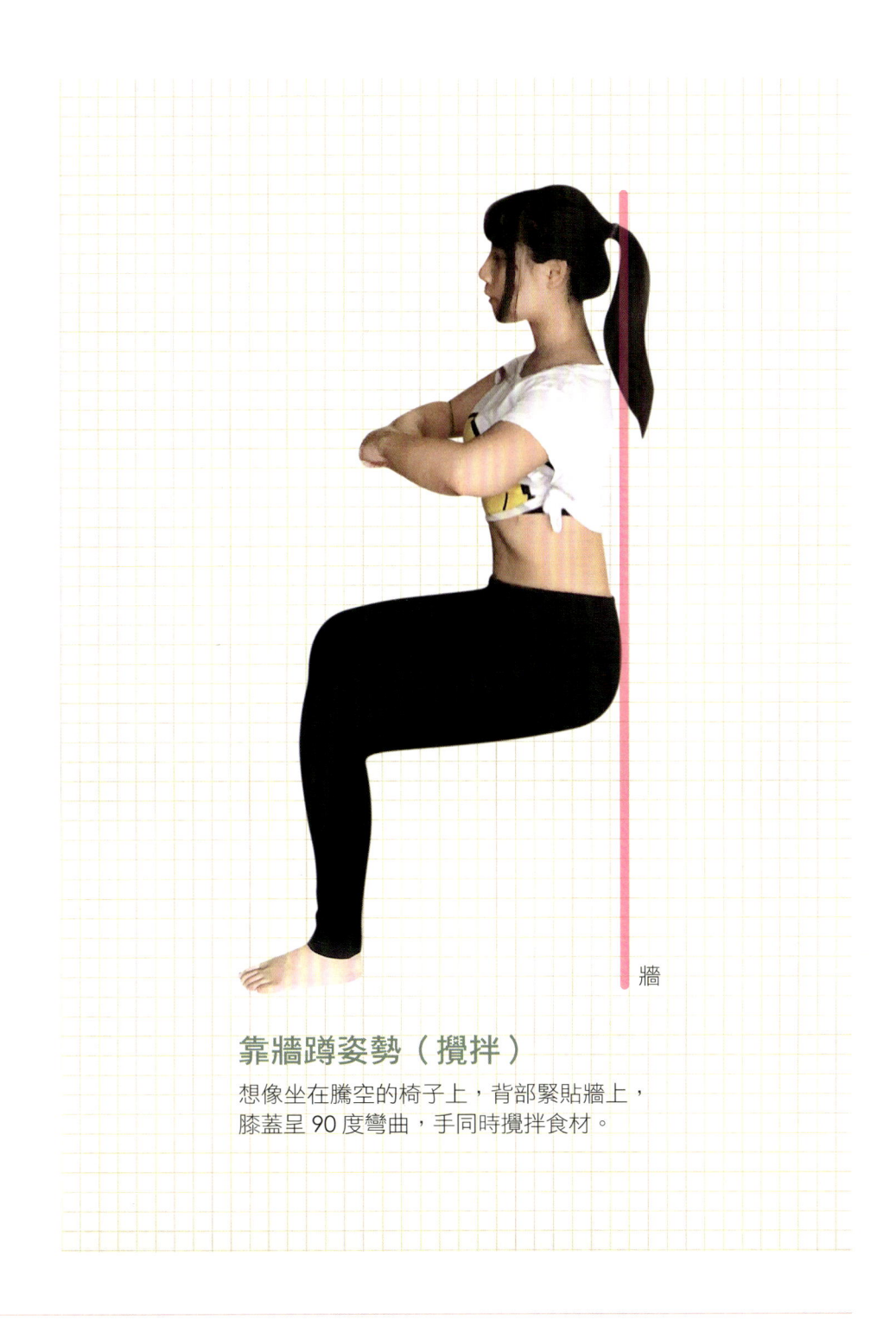

靠牆蹲姿勢（攪拌）

想像坐在騰空的椅子上，背部緊貼牆上，
膝蓋呈 90 度彎曲，手同時攪拌食材。

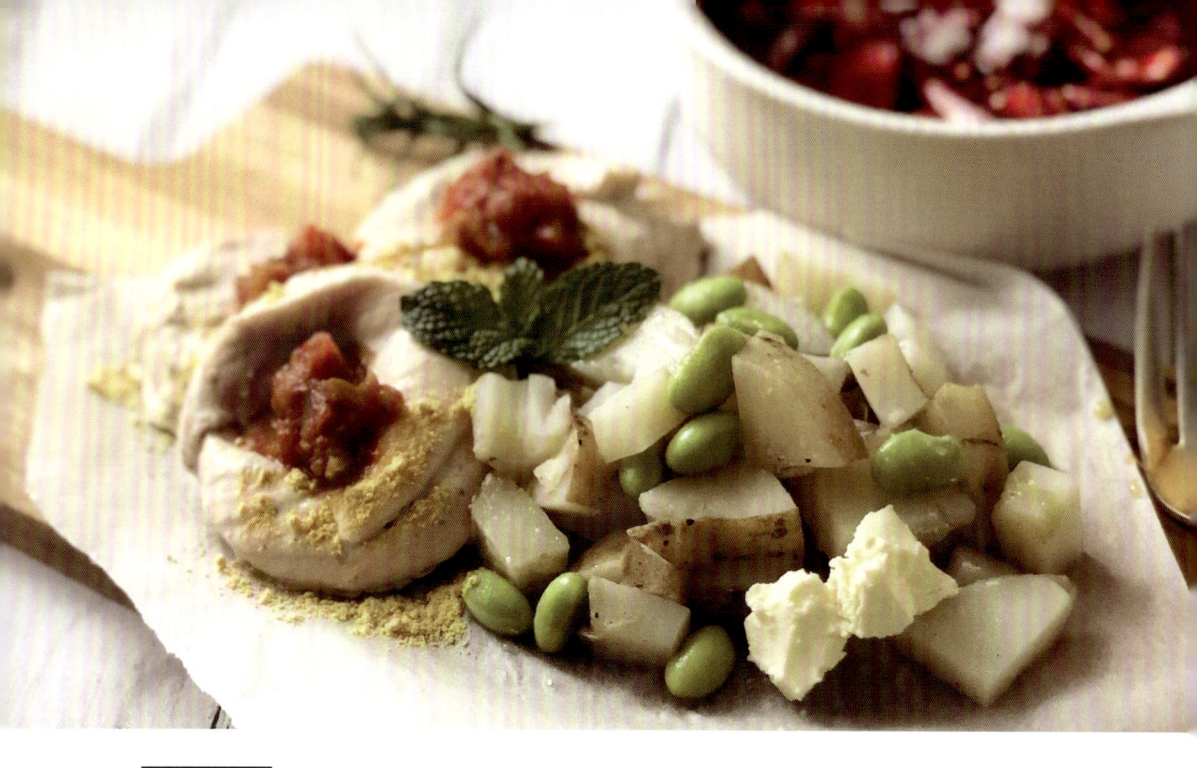

bon matin 130

沒廚房・零廚藝・易胖體質減脂求生記

作　　者　Ola喬

野人文化

社　　長　張瑩瑩
總 編 輯　蔡麗真
美術編輯　林佩樺
封面設計　兒日

責任編輯　莊麗娜
行銷企畫　林麗紅
出　　版　野人文化股份有限公司
發　　行　遠足文化事業股份有限公司
　　　　　地址：231新北市新店區民權路108-2號9樓
　　　　　電話：（02）2218-1417
　　　　　傳真：（02）86671065
　　　　　電子信箱：service@bookreP.com.tw
　　　　　網址：www.bookreP.com.tw
　　　　　郵撥帳號：19504465遠足文化事業股份有限公司
　　　　　客服專線：0800-221-029

讀書共和國出版集團

社　　　　　　長　郭重興
發行人兼出版總監　曾大福
業務平臺總經理　　李雪麗
業務平臺副總經理　李復民
實體通路協理　　　林詩富
網路暨海外通路協理　張鑫峰
特販通路協理　　　陳綺瑩
印　　　　　務　　黃禮賢、李孟儒

法律顧問　華洋法律事務所　蘇文生律師
印　　製　凱林彩印股份有限公司
初　　版　2020年09月23日

有著作權　侵害必究
歡迎團體訂購，另有優惠，請洽業務部
（02）22181417分機1124、1135

特別聲明：有關本書的言論內容，不代表本公司／出版集團之立場與意見，文責由作者自行承擔

國家圖書館出版品預行編目（CIP）資料

沒廚房.零廚藝.易胖體質減脂求生記 / Ola喬著. -- 初版. -- 新北市：野人文化出版：遠足文化發行, 2020.09
192面；17*23　公分. -- (bon matin；130) ISBN 978-986-384-457-0（平裝）1.減重 2.健康飲食
411.94
109013496

野人文化 讀者回函卡

感謝您購買《沒廚房‧零廚藝‧易胖體質減脂求生記》

姓　名　　　　　　　　　　　□女　□男　　年齡

地　址

電　話　　　　　　　　　　　手機

Email

學　歷　□國中(含以下)　□高中職　　□大專　　　□研究所以上
職　業　□生產/製造　□金融/商業　□傳播/廣告　□軍警/公務員
　　　　□教育/文化　□旅遊/運輸　□醫療/保健　□仲介/服務
　　　　□學生　　　□自由/家管　□其他

◆你從何處知道此書？
　□書店　□書訊　□書評　□報紙　□廣播　□電視　□網路
　□廣告DM　□親友介紹　□其他

◆您在哪裡買到本書？
　□誠品書店　□誠品網路書店　□金石堂書店　□金石堂網路書店
　□博客來網路書店　□其他_____

◆你的閱讀習慣：
　□親子教養　□文學　□翻譯小說　□日文小說　□華文小說　□藝術設計
　□人文社科　□自然科學　□商業理財　□宗教哲學　□心理勵志
　□休閒生活（旅遊、瘦身、美容、園藝等）　□手工藝/DIY　□飲食/食譜
　□健康養生　□兩性　□圖文書/漫畫　□其他

◆你對本書的評價：（請填代號，1.非常滿意　2.滿意　3.尚可　4.待改進）
　書名_____　封面設計_____　版面編排_____　印刷_____　內容_____
　整體評價_____

◆希望我們為您增加什麼樣的內容：

◆你對本書的建議：

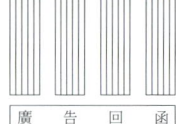

廣　告　回　函
板橋郵政管理局登記證
板橋廣字第１４３號
郵資已付　免貼郵票

23141
新北市新店區民權路108-2號9樓
野人文化股份有限公司 收

請沿線撕下對折寄回

書名：沒廚房‧零廚藝‧易胖體質減脂求生記

書號：bon matin 130